广州中医药大学特色创新教材

药剂学实验

主　编　凌家俊　广州中医药大学
副主编　马　燕　广州中医药大学
　　　　关世侠　广州中医药大学
　　　　谢　波　中国人民解放军南部战区总医院
主　审　刘中秋　广州中医药大学

科学出版社
北　京

内 容 简 介

本教材是基于广州中医药大学教研室自编的《药剂学实验指导》内部教材结合多年教学实践和经验大幅度整改而成。分为总论和各论两大部分,总论部分介绍药剂学与药剂学实验的基本知识、基本规则、实验报告书写方法等内容,各论部分根据药剂学实验的五种类型对18个代表性实验从目的要求、实验原理、实验内容、实验结果与讨论、思考题方面进行了具体阐述。

本教材可供医药院校的药学、药物制剂等专业及其他相关专业本科生的实验课教学使用,也可作为相关领域工作人员的参考用书。

图书在版编目(CIP)数据

药剂学实验 / 凌家俊主编. —北京:科学出版社,2024.1
广州中医药大学特色创新教材
ISBN 978-7-03-077309-8

Ⅰ. ①药… Ⅱ. ①凌… Ⅲ. ①药剂学–实验–中医学院–教材 Ⅳ. ①R94-33

中国国家版本馆 CIP 数据核字(2023)第 251991 号

责任编辑:李 杰 郭海燕 / 责任校对:郑金红
责任印制:徐晓晨 / 封面设计:蓝正设计

科学出版社 出版
北京东黄城根北街 16 号
邮政编码:100717
http://www.sciencep.com

北京虎彩文化传播有限公司 印刷
科学出版社发行 各地新华书店经销

*

2024 年 1 月第 一 版　开本:787×1092　1/16
2024 年 1 月第一次印刷　印张:10
字数:250 000
定价:58.00 元
(如有印装质量问题,我社负责调换)

前 言

本教材是在广州中医药大学药剂学教研室内部教材《药剂学实验指导》的基础上，经过多年的教学实践和经验总结，对原教材进行大幅度整改之后完成的。党的二十大明确提出："实践没有止境，理论创新也没有止境。"本教材在编写过程中，秉承继承与创新的精神，既保留了一些有代表性的实验项目，又增加大量新的内容。在本课程的教学过程中，要注意培养创新精神，才能够实现"全面提高人才自主培养质量，着力造就拔尖人才"的目的。

本教材整体上分为总论和各论两大部分，总论部分分为药剂学概述、药剂学实验概述、药剂学实验基本规则、药剂学实验报告的格式等章；各论部分则是具体的实验指导项目，每个实验项目介绍了目的要求、实验原理、实验内容、实验结果与讨论，以及思考题。

本教材将药剂学实验分为基础性实验、设计性实验、综合性实验、虚拟仿真实验和创新性实验五种类型。

（1）**基础性实验** ①普通剂型制备实验：散剂的制备，液体药剂的制备，片剂的制备，滴丸的制备，注射剂的制备，软膏剂、乳膏剂及凝胶剂的制备，栓剂的制备。②药物制剂新技术实验：包合物的制备，微囊的制备，中药浸出制剂的制备。③制剂评价实验：药物制剂溶出度的测定，药物制剂稳定性试验。

（2）**设计性实验** 阿司匹林缓释片的处方筛选及制备工艺设计。

（3）**综合性实验** 水杨酸软膏的设计制备、质量考察及药物透皮试验。

（4）**虚拟仿真实验** 固体制剂单元操作及设备虚拟仿真实训，药物制剂GMP虚拟仿真实训，青霉素G钠盐水溶液的有效期测定虚拟仿真实验。

（5）**创新性实验** 羟基喜树碱热敏脂质体的制备及评价。

虽然已上市的同类书籍也有不少，但本教材是本教研室药剂学任课老师对多年教学实践的经验总结，其内容更能适应大学本科药学专业教学的需求。而且，本教材中关于设计性、综合性、虚拟仿真、创新性实验的相关指导，都是根据学科的发展而新增的内容，这是以往同类实验教材所不具备的。

本教材在形式上尽量做到精益求精，书中所用全部插图和图表，都是老师们的原创成果，或亲自手绘，或亲自拍摄，无不体现了老师们的心血和汗水。本教材在内容上既符合药剂学理论基础，又能紧跟学科的发展动向。既是对经典的传承，又适应了时代的需求。

本教材可供医药院校的药学、药物制剂等专业及其他相关专业本科生的实验课教学使用，也可作为相关领域工作人员的参考用书。

目　录

前言

第一章　总论 / 1
第一节　药剂学概述 / 1
第二节　药剂学实验概述 / 5
第三节　药剂学实验基本规则 / 11
第四节　药剂学实验报告的格式 / 12

第二章　各论 / 15
实验一　散剂的制备 / 15
实验二　液体药剂的制备 / 24
实验三　片剂的制备 / 38
实验四　滴丸的制备 / 50
实验五　注射剂的制备 / 56
实验六　软膏剂、乳膏剂及凝胶剂的制备 / 64
实验七　栓剂的制备 / 73
实验八　包合物的制备 / 80
实验九　微囊的制备 / 85
实验十　中药浸出制剂的制备 / 90
实验十一　药物制剂溶出度的测定 / 98
实验十二　药物制剂稳定性试验 / 105
实验十三　阿司匹林缓释片的处方筛选及制备工艺设计 / 111
实验十四　水杨酸软膏的设计制备、质量考察及药物透皮试验 / 115
实验十五　固体制剂单元操作及设备虚拟仿真实训 / 129
实验十六　药物制剂 GMP 虚拟仿真实训 / 140
实验十七　青霉素 G 钠盐水溶液的有效期测定虚拟仿真实验 / 148
实验十八　羟基喜树碱热敏脂质体的制备及评价 / 152

第一章 总 论

第一节 药剂学概述

药剂学是一门综合性应用技术学科，药剂学实验教学是药剂学课程教学中必不可少的组成部分，因此，在阐述药剂学实验之前，先介绍一下药剂学这门学科及相关的课程内容和教学安排，以便从整体上把握药剂学实验在药剂学课程教学中的地位和作用。

一、药剂学的定义、宗旨和研究内容

药剂学（pharmaceutics）是将原料药制备成用于治疗、诊断、预防疾病所需药物制剂的一门科学，即以药物制剂为中心，研究其基本理论、处方设计、制备工艺、质量控制和合理应用的综合性应用技术科学（图 1-1-1）。

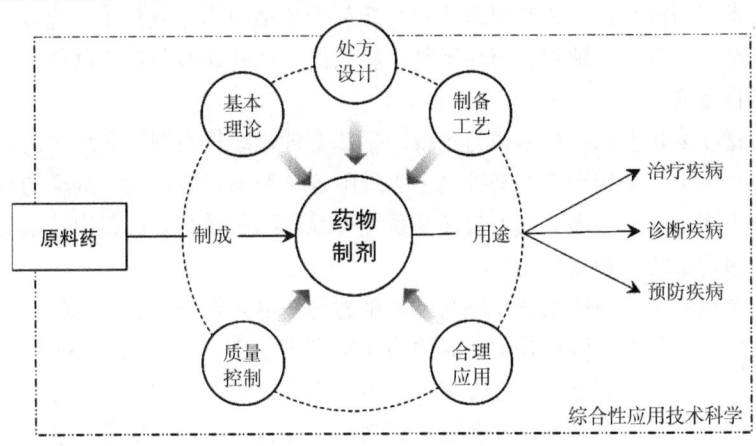

图 1-1-1 药剂学的定义

药剂学的宗旨是制备安全、有效、稳定、使用方便的药物制剂，以质量优良的药剂来满足医疗卫生的需要。目前在临床使用的药物剂型有多种，包括散剂、颗粒剂、片剂、胶囊剂、注射剂、溶液剂、乳剂、混悬剂、软膏剂、栓剂、气雾剂等。除此之外，随着缓控释制剂、靶向制剂、经皮吸收制剂、固体分散技术制剂、包合技术制剂、脂质体技术制剂、生物技术制剂、微囊化技术制剂等新剂型与新技术的不断涌现，推动了药物传递系统（drug delivery system，DDS）的不断发展。

药剂学是综合性的应用技术科学，其研究涉及许多相关学科，如数学、化学、物理学、生物化学、微生物学、物理化学、药理学、高分子材料学、化工原理和机械设备等，而且研究成果与人的生命相关，因此需要扎实的理论基础与严格的科学作风。药剂学是药学、药物制剂、制药工程等专业的主要专业课，同时也是连接药物实验研究与临床应用的桥梁。药剂学的研究包括：①药剂

学基本理论研究；②新技术与新剂型的研究与开发；③新型药用辅料的研究与开发；④生物技术药物制剂的研究与开发；⑤中药新剂型的研究与开发；⑥制剂新机械和新设备的研究与开发。

二、药剂学课程的性质和定位

药剂学课程是药学专业、药物制剂专业和制药工程专业的主要专业课和必修课，在药学专业人才培养中占据核心地位，通过本课程的学习，培养学生具有剂型与制剂设计、制备及质量控制等方面的基本理论、基本知识和技能，为从事药剂学工作、合理制药用药、保证用药安全、充分发挥药效、研究探讨新剂型和新制剂等方面打下良好基础。

三、药剂学课程内容及教学安排

药剂学课程的教学内容大体由四部分构成。

（1）药物剂型概论：常用的主要剂型包括散剂、颗粒剂、片剂（含片剂包衣）、胶囊剂、滴丸剂、膜剂、溶液剂、高分子溶液剂、溶胶剂、混悬剂、乳剂、注射剂、软膏剂、栓剂、气雾剂、喷雾剂、粉雾剂、中药制剂。

（2）药物制剂基础理论：包括药物溶液的形成理论、表面活性剂理论、药物微粒分散系理论、药物制剂的稳定性、粉体学基础、流变学基础及药物制剂的设计理论。

（3）药物制剂单元操作：单元操作包括固体制剂的粉碎、筛分、混合、捏合、制粒、干燥；液体制剂的过滤、灭菌及无菌操作；中药制剂的浸提、分离、纯化、浓缩、干燥。

（4）新技术与新剂型：药物制剂新技术与新剂型包括固体分散技术、包合技术、纳米乳与亚纳米乳、微囊与微球、纳米囊与纳米球、脂质体，此外还有缓控释制剂、经皮吸收制剂和生物技术药物制剂。

药剂学教材在编排上以给药途径为主线，把基本理论编排在剂型介绍之前，这种排列方式有助于学习者在学完基础理论的基础之上去理解各种剂型。教材对于剂型的编排，采用了将剂型的状态（固、液、半固、气）与递药系统（经皮给药系统、黏膜递药系统、口服缓控释系统、靶向递药系统）相结合的方法。

在实际授课过程中，一般教学顺序为：基础理论→单元操作→剂型概论，并且采用以剂型为单元进行授课。药剂学课程教学总时数为 120 学时，其中理论教学 66 学时，实验教学 54 学时，分上、下两个学期进行（图 1-1-2）。本书将药剂学课程的内容划分为四大板块：药物剂型概论、基础理论、单元操作及新技术新剂型，并且为了合理安排教学进度，重新制定

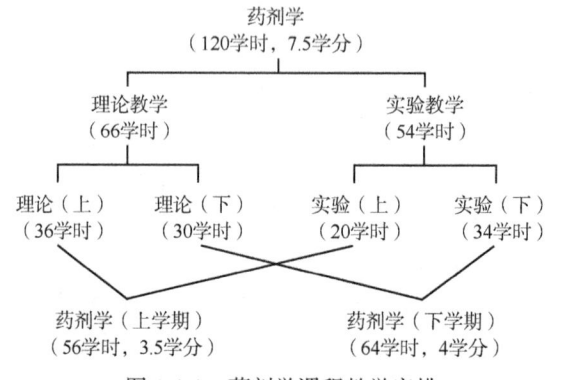

图 1-1-2 药剂学课程教学安排

了药剂学课程内容教学规划（图1-1-3）。

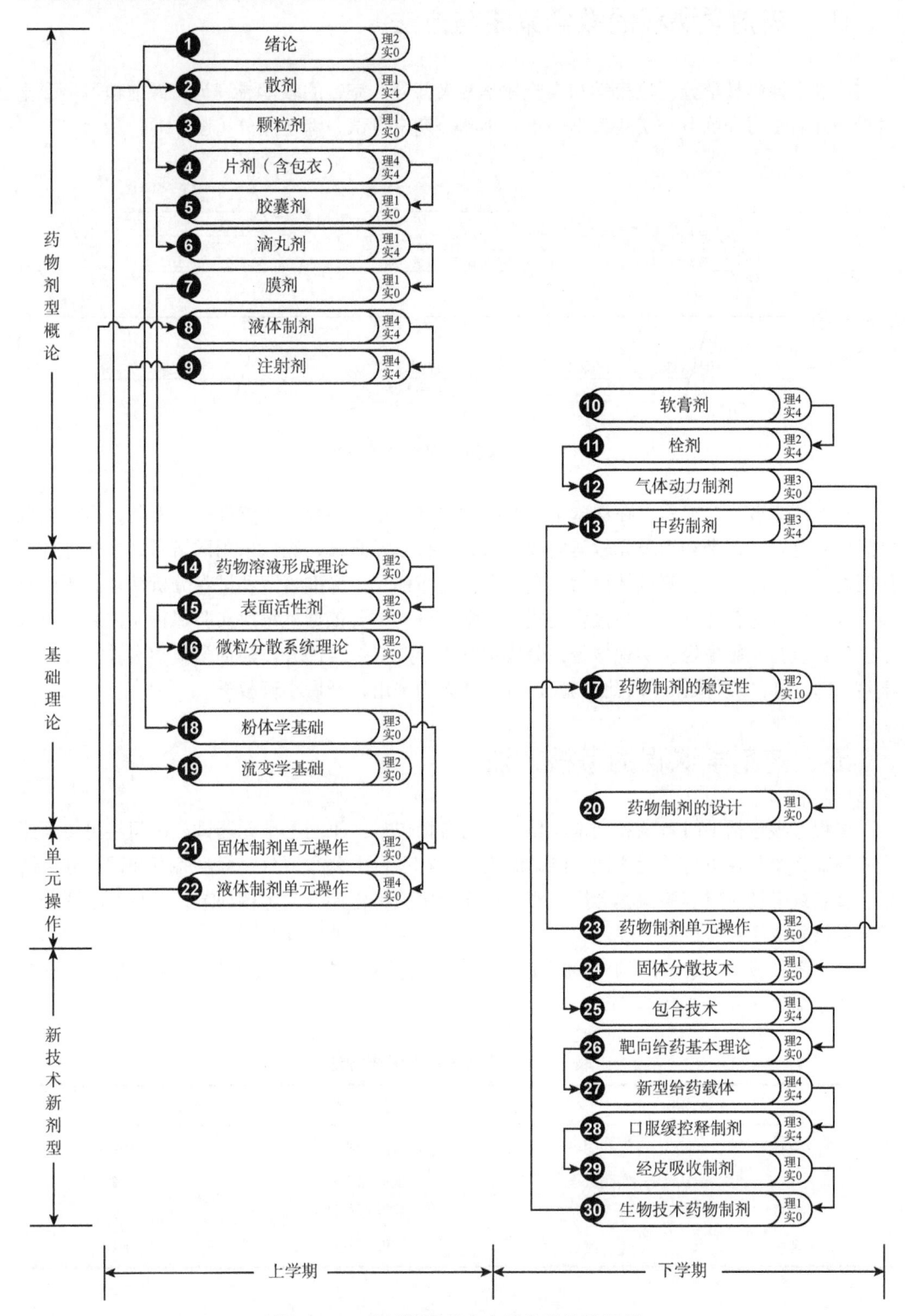

```
药物剂型概论
├─ 1  绪论           理2/实0
├─ 2  散剂           理1/实4
├─ 3  颗粒剂         理1/实0
├─ 4  片剂（含包衣） 理4/实4
├─ 5  胶囊剂         理1/实0
├─ 6  滴丸剂         理1/实4
├─ 7  膜剂           理1/实0
├─ 8  液体制剂       理4/实4
├─ 9  注射剂         理4/实4
├─ 10 软膏剂         理4/实4
├─ 11 栓剂           理2/实4
├─ 12 气体动力制剂   理3/实0
└─ 13 中药制剂       理3/实4

基础理论
├─ 14 药物溶液形成理论   理2/实0
├─ 15 表面活性剂         理2/实0
├─ 16 微粒分散系统理论   理2/实0
├─ 17 药物制剂的稳定性   理2/实10
├─ 18 粉体学基础         理3/实0
├─ 19 流变学基础         理2/实0
└─ 20 药物制剂的设计     理1/实0

单元操作
├─ 21 固体制剂单元操作   理2/实0
├─ 22 液体制剂单元操作   理4/实0
└─ 23 药物制剂单元操作   理2/实0

新技术新剂型
├─ 24 固体分散技术       理1/实0
├─ 25 包合技术           理1/实4
├─ 26 靶向给药基本理论   理2/实0
├─ 27 新型给药载体       理4/实4
├─ 28 口服缓控释制剂     理3/实4
├─ 29 经皮吸收制剂       理1/实0
└─ 30 生物技术药物制剂   理1/实0
```

上学期 —— 下学期

图1-1-3　药剂学课程内容教学的整体规划

（说明：箭头表示教学的先后顺序安排）

四、药剂学课程的教学策略与方法

药剂学课程教学分理论教学和实验教学两大部分，完整的教学流程为：课前预习→课堂讲授→课后复习和练习→实践教学→单元小测→期末考试→综合评分（图1-1-4）。

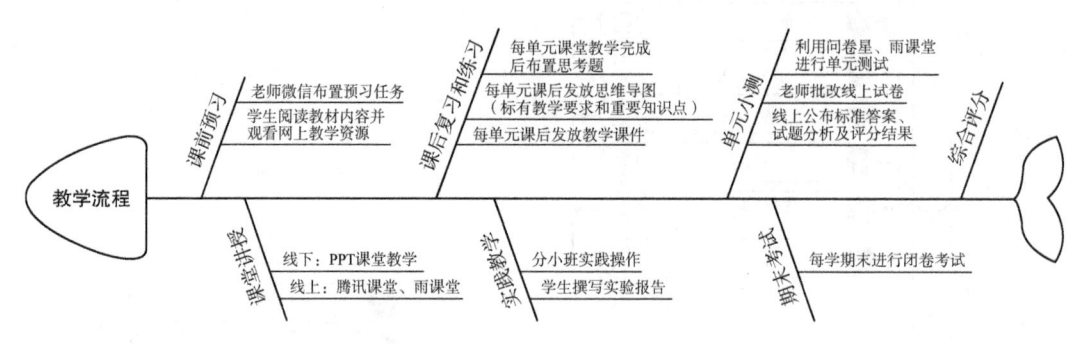

图1-1-4 药剂学课程教学流程

每次课堂教学完成后，在课堂上针对教学重点、难点内容，布置课后思考题，由学生自主思考和练习。每个知识单元教学完成之后，进行单元测试，测试采用网络考试平台进行，如问卷星、雨课堂等。测试结束后，在平台上公布评分、标准答案和试卷分析结果。测试成绩纳入学期末综合评分。实验报告是实验教学评分的重要依据，每次实验课程完成后，要求学生认真撰写实验报告。实验报告评分成绩纳入学期末综合评分。药剂学教学实验室可容纳学生32人同时实践操作，因此实验教学以32人为一组，开展小班教学。

五、药剂学课程的考核方法

课程考核包括平时考核和期末考核。平时考核包括：①网上单元测试。以问卷星、雨课堂等网上教学平台进行单元测试，测试结束后，在平台上公布评分、标准答案和试卷分析结果。②实践考核。以实验课程考勤、实践操作及实验报告评分为考核环节，进行实践评分。期末考核采取闭卷考试的形式。

平时考核成绩占总成绩的40%（其中网上单元测试和实践考核各占20%），期末考核成绩占总成绩的60%（表1-1-1）。

表1-1-1 药剂学课程考核方法

考核内容		考核方式	占总成绩的比例
平时考核	单元测试	问卷星、雨课堂	20%
	实践考核	实验课考勤	20%
		实验报告评分	
期末考核	综合测试	闭卷考试	60%

（编写老师：凌家俊、关世侠）

第二节 药剂学实验概述

一、药剂学实验目的

药剂学是综合性应用技术科学，药剂学实验教学在药剂学课程教学过程中具有非常重要的意义。通过药剂学实验课的学习，应达到如下目的。

1. 通过典型制剂的制备，掌握各类剂型的特点、性质、制备方法及质量控制等，以验证、巩固和深化扩展课堂教学的基本理论与知识，为创制新的剂型与工艺打下基础。

2. 通过综合性和设计性实验的训练，提高查阅文献资料并对实验方案进行设计的能力，提高团结协作的能力。

3. 通过实验训练，熟悉制剂生产中常用设备和检测仪器的结构、性能、使用及保养方法。

4. 培养实验观察能力、实事求是的作风、科学的思维方法，以及独立总结实验资料的能力，为今后从事科研和生产打好基础。

本学科最终教学目的是培养具有以下能力的专业人才：

（1）具有从事药物制剂的设计、生产与质量控制的能力。

（2）具有合理制药用药，保证临床用药安全、有效的能力。

（3）具有独立对新知识、新理论进行学习的能力。

（4）具有从事科学研究，进行剂型的创新和改革的能力。

（5）具备"传承有特色、创新有基础、服务有能力"的"三有"能力。

二、药剂学实验教学要求

【掌握】

1. 常用药物剂型的含义、特点、分类和制备方法。

常用药物剂型包括散剂、颗粒剂、片剂、胶囊剂、滴丸剂、膜剂、溶液剂、高分子溶液剂、混悬剂、溶胶剂、乳剂、注射剂、软膏剂、栓剂、气雾剂、喷雾剂、粉雾剂及中药制剂。

2. 药物制剂相关基础理论。

（1）剂型制备理论：粉体学理论，溶液理论，表面活性剂理论，微粒分散体系理论，灭菌和无菌制剂理论，流变学理论。

（2）制剂稳定性理论：药物制剂稳定性的意义及相关概念，影响稳定性的因素及解决方法，药物制剂稳定性测定方法。

3. 药物制剂单元操作。

（1）固体制剂：粉碎、分级、混合、捏合、制粒、干燥等单元操作。

（2）液体制剂：制药用水的制备、过滤、灭菌及无菌操作。

4. 常见制剂新技术与新剂型的含义、特点及方法。

常见制剂新技术及新剂型包括固体分散技术、包合技术、纳米乳与亚纳米乳技术、微囊化技术、微球、纳米囊与纳米球、脂质体。

5. 缓控释制剂和靶向制剂的含义、特点及制备方法。

【熟悉】
1. 常用药物剂型的质量检查项目、要求及检查方法。
2. 常用制剂设备的结构、原理和操作方法。
3. 中药制剂的单元操作：浸提、分离、纯化、浓缩、干燥。
4. 药物传递系统相关理论（经皮给药系统、黏膜递药系统、口服缓控释系统、靶向递药系统）。
5. 药物制剂的设计思路与方法。

【了解】
1. 常用剂型的发展历史沿革。
2. 常见剂型的最新研究动态。
3. 药物制剂新技术、新方法的应用。
4. 中药剂型改革的思路与方法。

三、药剂学实验简介

药剂学实验包括以下内容：

1. 基础性实验

（1）普通剂型制备实验：散剂的制备，液体药剂的制备，片剂的制备，滴丸的制备，注射剂的制备，软膏剂、乳膏剂及凝胶剂的制备，栓剂的制备，中药浸出制剂的制备。

（2）药物制剂新技术实验：包合物的制备，微囊的制备。

（3）制剂评价实验：药物制剂溶出度的测定，药物制剂稳定性试验。

2. 设计性实验

阿司匹林缓释片的处方筛选及制备工艺设计。

3. 综合性实验

水杨酸软膏的设计制备、质量考察及药物透皮试验。

4. 虚拟仿真实验

固体制剂单元操作及设备虚拟仿真实训，药物制剂 GMP 虚拟仿真实训，青霉素 G 钠盐水溶液的有效期测定虚拟仿真实验。

5. 创新性实验

羟基喜树碱热敏脂质体的制备及评价。

药剂学实验教学总体安排见表 1-1-2。

表 1-1-2　药剂学实验总体安排

序号	实验项目名称	实验性质	学时数	要求
01	散剂的制备	基础性	4	必做
02	液体药剂的制备	基础性	4	必做
03	片剂的制备	基础性	4	必做
04	滴丸的制备	基础性	4	必做
05	注射剂的制备	基础性	4	必做
06	软膏剂、乳膏剂及凝胶剂的制备	基础性	4	必做

续表

序号	实验项目名称	实验性质	学时数	要求
07	栓剂的制备	基础性	4	必做
08	包合物的制备	基础性	4	必做
09	微囊的制备	基础性	4	必做
10	中药浸出制剂的制备	基础性	4	必做
11	药物制剂溶出度的测定	基础性	4	必做
12	药物制剂稳定性试验	基础性	10	必做
13	阿司匹林缓释片的处方筛选及制备工艺设计	设计性	20	选做
14	水杨酸软膏的设计制备、质量考察及药物透皮试验	综合性	20	选做
15	固体制剂单元操作及设备虚拟仿真实训	虚拟仿真	4	选做
16	药物制剂 GMP 虚拟仿真实训	虚拟仿真	4	选做
17	青霉素 G 钠盐水溶液的有效期测定虚拟仿真实验	虚拟仿真	4	选做
18	羟基喜树碱热敏脂质体的制备及评价	创新性	20	选做

四、药剂学实验教学纲要

实验一 散剂的制备（基础性）

目的要求 掌握固体药物粉碎、分级、混合的操作方法，散剂的制备方法及含特殊性质组分散剂的混合方法。

教学内容 硫酸阿托品倍散的制备；痱子粉的制备；益元散的制备；冰硼散的制备。

重点难点 倍散的制备原理；等量递增法、打底套色法的应用；含低共熔组分散的混合；不同粉体学性质粉末的混合原则。

实验二 液体药剂的制备（基础性）

目的要求 掌握不同液体制剂的制备方法及操作要点；熟悉不同液体制剂质量评定的要求及方法。

教学内容 复方碘溶液的制备；薄荷水的制备；单糖浆的制备；樟脑醑的制备；胃蛋白酶合剂的制备；石灰搽剂的制备；液体石蜡乳的制备；复方硫磺洗剂的制备。

重点难点 不同分散体系的液体制剂的特点及制备方法；助溶方法的应用；芳香水剂中分散剂的使用；糖浆剂制备中的操作注意事项及含糖量测定方法；胃蛋白酶活力试验的原理和方法；新生皂法制备乳剂的原理、乳剂类型的鉴别及粒径的测定；干胶法制备乳剂的原理和操作方法；混悬剂沉降容积比测定及再分散性检查的原理和方法。

实验三 片剂的制备（基础性）

目的要求 掌握湿法制粒压片法的一般工艺，片剂的常规质量检查的要求及方法；熟悉压片机的构造、原理及使用方法。

教学内容 阿司匹林片的制备；碳酸氢钠片的制备；维生素 C 片的制备；片剂的质量检查（片重差异、硬度和抗张强度、脆碎度、崩解度）。

重点难点　软材的制备及判断；挤出制粒法的操作；压片机的原理及用法；片重差异、硬度和抗张强度、脆碎度、崩解度的测定原理及方法。

实验四　滴丸的制备（基础性）

  目的要求　掌握滴制法制备滴丸的原理及操作要点；熟悉滴丸的常用基质和冷凝介质，滴丸的质量评价要求和方法，影响滴丸质量的主要因素及控制方法。
  教学内容　氯霉素丸的制备；酒石酸锑钾滴丸的制备；苏冰滴丸的制备。
  重点难点　滴制法中影响滴丸成形的因素及控制方法。

实验五　注射剂的制备（基础性）

  目的要求　掌握注射剂的生产工艺流程和操作要点，掌握提高易氧化药物注射液稳定性的方法；熟悉注射剂质量检查标准和检查方法；熟悉中药注射剂的制备工艺和操作要点。
  教学内容　5%维生素C注射液的制备；当归注射液的制备。
  重点难点　处方设计及制备过程中保证维生素C的稳定性的方法；注射剂澄明度的控制及检查方法；细菌内毒素的检查方法；安瓿的熔封操作方法；中药注射液制备过程中的提取、分离及纯化的原理及操作方法。

实验六　软膏剂、乳膏剂及凝胶剂的制备（基础性）

  目的要求　掌握软膏剂、乳膏剂及凝胶剂的制备方法；熟悉软膏剂、乳膏剂的质量评定方法，药物释放的测定方法，软膏剂中药物的加入方法。
  教学内容　油脂性软膏基质的制备；乳膏剂基质的制备（O/W及W/O型）；水凝胶基质的制备；5%双氯芬酸钾软膏剂、乳膏剂及凝胶剂的制备；不同制剂中药物释放速度的比较。
  重点难点　软膏制备方法的分类及适用范围；乳剂型基质软膏的处方分析及制备中的操作要点；水凝胶基质制备过程中的溶胀操作；药物在不同类型基质中的加入方法；软膏剂、乳膏剂及凝胶剂中药物释放速度的测定方法。

实验七　栓剂的制备（基础性）

  目的要求　掌握热熔法制备栓剂的原理及工艺流程，置换价的测定方法及应用；熟悉各类栓剂基质的特点、适用范围及选择依据，栓剂的质量评定方法。
  教学内容　氯霉素栓的制备及置换价的测定；甘油栓的制备；氨茶碱栓的制备。
  重点难点　热熔法制备栓剂的操作要点；置换价的概念、用途、测定原理和方法。

实验八　包合物的制备（基础性）

  目的要求　掌握饱和水溶液法制备包合物的原理和工艺流程；熟悉β-环糊精的性质及应用，包合物的验证方法。
  教学内容　陈皮油β-环糊精包合物的制备；黄芩苷β-环糊精包合物的制备。
  重点难点　饱和水溶液法的制备原理；制备条件（温度、搅拌方式、反应时间）的控制对制剂成形的影响。

实验九　微囊的制备（基础性）

目的要求　掌握复凝聚法制备微囊的原理和方法；熟悉影响成囊的因素及解决方法；了解制备微囊常用的高分子囊材。

教学内容　液体石蜡微囊的制备（单凝聚法）；液体石蜡微囊的制备（复凝聚法）。

重点难点　相分离凝聚法制备微囊的原理及操作方法；反应条件的控制（温度、搅拌、反应时间）对微囊成形性的影响。

实验十　中药浸出制剂的制备（基础性）

目的要求　掌握流浸膏剂、酊剂、煎膏剂、颗粒剂、口服液剂等中药浸出制剂的制备方法；熟悉渗漉法、煎煮法、双提法等中药材提取方法和操作关键，中药提取液的过滤、水提醇沉法等分离和纯化的方法；了解相对密度及含醇量的测定方法。

教学内容　远志流浸膏的制备；远志酊的制备；益母草膏的制备；感冒退热颗粒的制备；玉屏风口服液的制备。

重点难点　渗漉法的操作流程及注意事项；煎膏制备过程中的炼糖原理和操作要点；水提醇沉法的原理和操作要点；"双提法"的原理及挥发油提取的方法。

实验十一　药物制剂溶出度的测定（基础性）

目的要求　掌握片剂溶出度与释放度的测定及数据处理方法；熟悉溶出度与释放度测定的目的和意义；了解溶出仪的基本结构和使用方法。

教学内容　吲哚美辛片溶出度测定；吲哚美辛肠溶片释放度测定；牛黄解毒片溶出度测定。

重点难点　溶出度测定相关原理（需要测定溶出度的药物、测定方法的分类）；测定过程中的取样及检测的操作要点；溶出度测定的数据处理原理和方法。

实验十二　药物制剂稳定性试验（基础性）

目的要求　掌握利用经典恒温法预测药剂稳定性的原理及方法；熟悉药物制剂稳定性研究的重要性。

教学内容　青霉素 G 钠盐水溶液的稳定性试验。

重点难点　经典恒温法预测药物有效期的原理；青霉素 G 钠盐降解及剩余量的测定原理和方法；测定过程中条件控制及操作要点。

实验十三　阿司匹林缓释片的处方筛选及制备工艺设计（设计性）

目的要求　掌握骨架型缓释片剂处方设计的原理，应用正交设计优化制剂处方的原理和方法；熟悉缓释片剂体外释放度的测定原理和方法。

教学内容　根据所提供的实验条件，将阿司匹林制备成为符合要求的亲水凝胶骨架缓释片剂，以解决阿司匹林对胃肠道的刺激性问题，减少不良反应，实验参与者需要进行文献研究，撰写综述，自行确定实验方法并实施，包括实验分组、剂型制备、质量检查、体外释放度测定、数据处理及分析等。

实验十四 水杨酸软膏的设计制备、质量考察及药物透皮试验（综合性）

目的要求 掌握不同基质的软膏剂的制备方法，软膏剂质量检查的项目、原理和方法，软膏剂体外及体内药物释放、穿透和吸收的研究方法、原理及操作；熟悉影响软膏剂药物释放、穿透和吸收的剂型因素和生理因素。

教学内容 选择不同的基质（油脂性基质、水溶性基质、W/O 乳剂型基质、O/W 乳剂型基质，其中 W/O 乳剂型基质由学生自行设计），将水杨酸制备成 4 种不同的软膏剂，并对所制得的制剂进行全面的质量检查，包括主药含量测定、熔点和熔程检查、黏度和插入度检查、皮肤刺激性试验及稳定性检查，其中主药含量测定采用酸碱滴定法，皮肤刺激性试验采用家兔法。最后采用凝胶扩散法和离体皮肤法对所制软膏中的药物的释放、透皮特性进行评价。本实验综合运用药剂学、分析化学和药理学相关的知识，同时包含学生自主设计的内容。

实验十五 固体制剂单元操作及设备虚拟仿真实训（虚拟仿真）

目的要求 掌握固体制剂生产中的粉碎、筛分、混合、制粒、干燥等单元操作的原理；熟悉固体制剂生产中的常用设备的结构、原理及操作方法。

教学内容 利用虚拟仿真实训软件，通过三维、动画、交互等形式，学习粉碎、筛分、混合、制粒、干燥等单元操作相关设备的结构、原理及操作方法。

实验十六 药物制剂 GMP 虚拟仿真实训（虚拟仿真）

目的要求 掌握《药品生产质量管理规范》（GMP）的概念；熟悉 GMP 对于药品生产和质量管理的意义和重要性，不同生产岗位的实际操作场景和流程（三维虚拟现实）；了解 GMP 的具体管理内容（设备、人员、物料等方面），常用制剂（口服固体制剂、小容量注射剂）的不同生产岗位的生产工艺、操作规程、设备原理及使用方法。

教学内容 利用虚拟仿真实训软件，通过文字学习、视频展示及三维实景模拟等形式，学习固体制剂、注射剂等生产中的 GMP 相关原理。

实验十七 青霉素 G 钠盐水溶液的有效期测定虚拟仿真实验（虚拟仿真）

目的要求 掌握利用经典恒温法预测药剂稳定性的原理；利用虚拟仿真实验场景，预习或巩固药物制剂稳定性试验的操作方法。

教学内容 利用虚拟仿真实训软件"青霉素 G 钠盐水溶液的有效期测定"进行虚拟仿真实景操作，完成经典恒温法操作的全过程。

实验十八 羟基喜树碱热敏脂质体的制备及评价（创新性）

目的要求 将羟基喜树碱（HCPT）制备成具有温度敏感特性的热敏脂质体制剂，以便在肿瘤治疗中结合热疗方法[如高强度聚焦超声（HIFU）]，达到局部温控释药的目的，从而实现肿瘤热疗及定位释药化疗的双重作用。学生需掌握科研创新研究的思路和方法，熟悉科研课题设计、申报、实施一般流程，为将来从事药剂学相关科学研究打下基础。

教学内容 指导学生进行项目设计，实验的重点在于研究思路的创新与设计，所设计的实验内容不需要全部在真实实验室中操作完成，但所设计的内容必须具有合理性、可行性和创新性。具体内容包括查阅文献，设计出实验研究的详细方案，撰写可行性研究报告，在此基础上，与实验指导老师展开讨论，根据实验室已有条件，组织开展其中部分实验内容。

（编写老师：凌家俊、关世侠）

第三节　药剂学实验基本规则

为达到实验教学的预期目标，确保实验的顺利进行，学生必须遵守下列实验规则。

1. 预习实验内容

实验前老师布置实验预习任务，学生应仔细阅读实验指导，明确实验目的、要求，并且要对处方中的药物性质、配制原理、操作步骤、操作关键等，做到"心中有数"，从而合理安排实验时间。

2. 遵守实验纪律

实验过程中，应保持实验室内肃静，不得无故迟到或早退，不得擅离实验操作岗位，甚至高声谈笑。不进行与实验无关的活动，严禁吸烟。请病假的同学需要在课前报备，并上交医疗证明。

3. 杜绝差错事故

实验用原、辅材料应名实相符，要在拿取、称量和放回时进行3次核对；处方中如有毒性药品，须仔细检查是否超过剂量，称量时须经实验指导教师核对，并在专用的天平上称量；对于易致过敏的药物（如青霉素），应注意有无过敏史，避免吸入。称量完毕应盖好瓶塞，放回原处。使用精密仪器时，首先应熟悉仪器的性能与操作方法，用前检查，用后登记。如实准确记录实验数据与实验结果。实验成品应写明名称、规格、配制者、配制时间及班组号，交实验指导教师验收。如发生差错事故或异常现象，应随时报告指导教师，查明原因，及时解决。

4. 爱护实验仪器设备

实验仪器、药品应妥善保管、存放和使用。每个实验小组的实验架上都摆放了《实验仪器登记本》，实验台下的柜门内贴有《实验仪器设备一览表》，学生在实验前要根据《实验仪器设备一览表》检查仪器、试剂，如有破损、缺少，必须立即报告实验指导教师，并填写《实验仪器登记本》，然后到实验准备室补领。实验小组合用的仪器与药品，每次实验前应检查核对后再取用。实验指导教师对破损、缺少的仪器与药品应查明原因，并提出处理意见。注意节约水、电、气及药品、试剂。

5. 注意安全卫生

学生进入实验室必须穿戴工作服。实验结束后及时清洗仪器，并将本组实验台、实验架等整理洁净，仪器设备再次核对无误后，方可离开。实验过程中产生的垃圾、废物（如玻璃、油脂性物质、有毒有害物质等），需要分类置入指定收集筒。实验小组轮流值日，主要负责实验室内、走廊地面、门窗的卫生整洁，以及实验废弃物的清理工作，关好水、电、窗，经指导教师验收后再离开实验室。注意安全，严防火灾、烧伤或中毒事故发生。

6. 写好实验报告

实验报告是学生完成实验的最后环节，它既是实验者对特定条件下实验内容的书面概括，又是对实验原理、现象和结果的分析和总结；既是考查学生分析、总结实验资料能力和综合概括能力及文字表达能力的重要方面，又是评定实验成绩的主要依据。实验报告要求使用统一的实验报告本（纸），认真做好实验记录，并按时完成，做到格式规范，内容真实，数据可靠，结论正确，文字简练、工整。对于设计性实验要求提供设计方案供课前讨论，实验报告以论文的格式书写。实验报告严禁相互抄袭。

（编写老师：谢　波）

第四节　药剂学实验报告的格式

药剂学实验成绩是学期末药剂学课程总成绩的重要组成部分，同学们必须给予充分重视。药剂学实验报告必须按规范的格式书写（图1-4-1）。

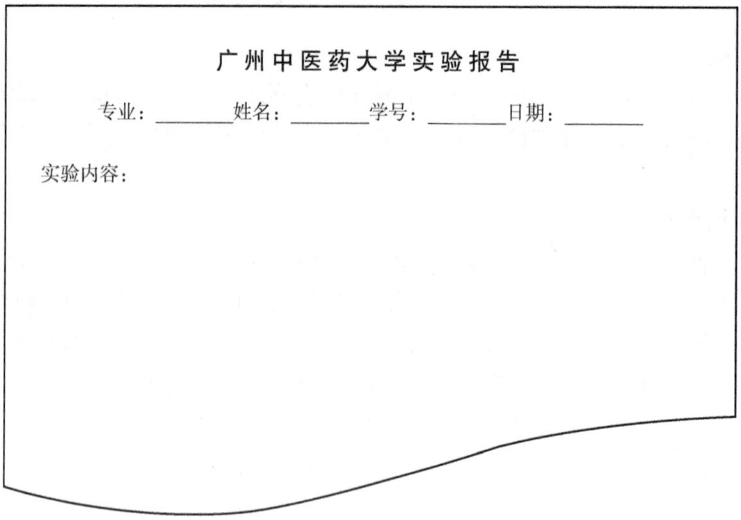

广州中医药大学实验报告

专业：_____ 姓名：_____ 学号：_____ 日期：_____

实验内容：

图1-4-1　广州中医药大学统一实验报告纸

"实验内容"下面，应按以下格式书写：

实验名称：
实验地点：　　　指导教师：　　　同组学生：

一、目的要求

说明：通过本次实验，需要达到的教学目的和满足的要求，请按照实验教学大纲的要求填写。

二、实验原理

说明：仅书写与实验内容相关的基本原理和理论，以及本次实验最终完成的相关理论依据。实验原理的书写不能照抄老师板书提纲，必须有具体内容，对实验中可能涉及的关键性原理要有清晰的叙述。

三、设备和试剂

说明：仅列出实验所需的主要仪器设备和试剂，含名称和型号。

四、方法步骤

说明：①要求实验者根据实验的真实操作，用自己的语言进行文字叙述，既要记录实验过程中的详细方法步骤，又要保证语言上的简明扼要。不能仅使用流程图（允许文字与流程图相结合），不能照抄老师课堂中的板书提示，不能照抄实验指导；②药剂学实验主要分两类，即制备型和测定型，其中对于制备型实验，要列出详细的处方组成（组分、用量），并进行处方分析（从药剂学的角度分析组方原理及处方中各组分的作用）。

五、实验结果

说明：实验结果包括对实验现象的描述和对实验数据的处理。对于制备型实验，需要对制备过程中的现象及最终产品的性状进行描述，对制剂的合格与否进行界定；对于测定型实验，除了记录实验现象以外，还要列出详细的数据记录，以及相关的分析图形及表格，总结归纳关键的数据处理结果。在语言叙述方面，要用准确的专业术语记录客观事实，不能凭主观想象，也不能简单地照搬书本理论。

六、讨论分析

说明：讨论分析是对实验进行的分析和总结。本部分内容较灵活，除了应该对上述实验结果进行解释分析外，还可以根据具体情况，有不同的内容，包括：

1. 实验的成功与否，成功的经验，失败的教训。
2. 针对实验设计的合理性，有无改进的建议。
3. 结合相关文献报道，分析实验结果的合理性。
……

七、思考题

说明：完成实验指导每个实验后面布置的思考题。

以上内容都必须在实验报告中完成，缺少其中任何一部分或未按要求书写，将会影响到最终成绩。实验报告示例见图1-4-2。

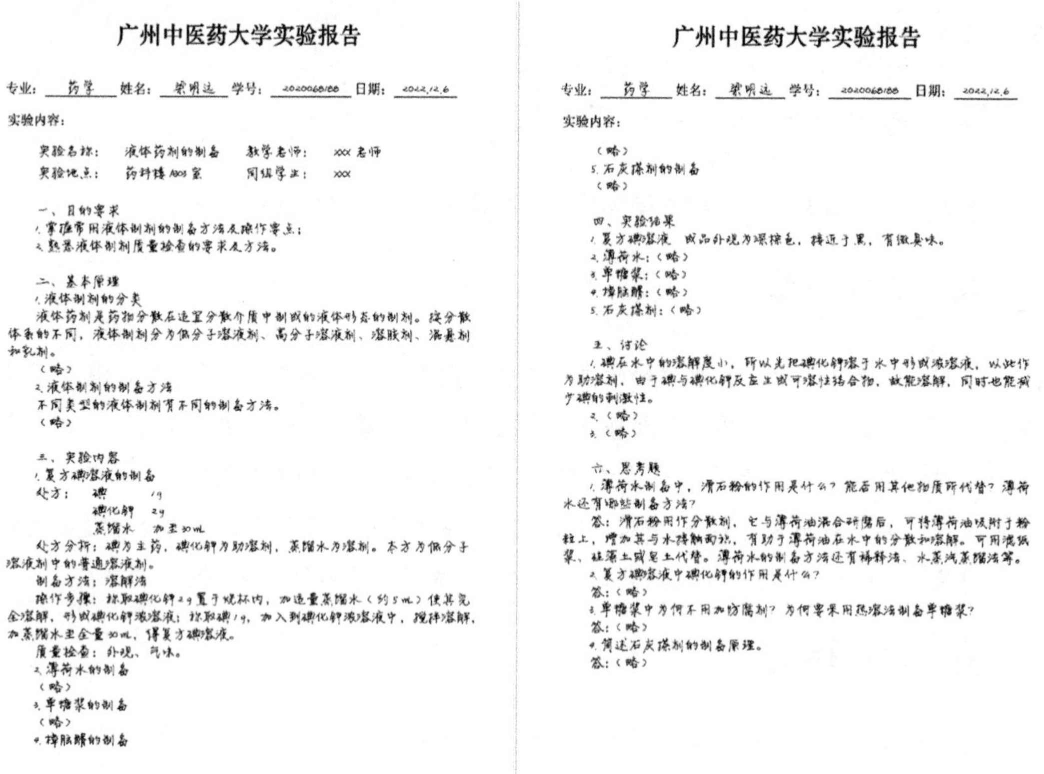

广州中医药大学实验报告

专业：药学　姓名：梁明远　学号：2020068188　日期：2022.12.6

实验内容：

实验名称：液体药剂的制备　教学老师：xxx老师

实验地点：药科楼A303室　同组学生：xxx

一、目的要求

1.掌握常用液体制剂的制备方法及操作要点；

2.熟悉液体制剂质量检查的要求及方法。

二、基本原理

1.液体制剂的分类

液体药剂是药物分散在适宜分散介质中制成的液体形态的制剂。按分散体系的不同，液体制剂分为低分子溶液剂、高分子溶液剂、溶胶剂、混悬剂和乳剂。

（略）

2.液体制剂的制备方法

不同类型的液体制剂有不同的制备方法。

（略）

三、实验内容

1.复方碘溶液的制备

处方：碘　1g

碘化钾　2g

蒸馏水　加至30mL

处方分析：碘为主药，碘化钾为助溶剂，蒸馏水为溶剂。本方为低分子溶液剂中的普通溶液剂。

制备方法：溶解法

操作步骤：称取碘化钾2g置于烧杯内，加适量蒸馏水（约5mL）使其完全溶解，形成碘化钾浓溶液；称取碘1g，加入到碘化钾浓溶液中，搅拌溶解，加蒸馏水至全量30mL，得复方碘溶液。

质量检查：外观、气味。

2.薄荷水的制备

（略）

3.单糖浆的制备

（略）

4.樟脑醑的制备

（略）

5.石灰搽剂的制备

（略）

四、实验结果

1.复方碘溶液　成品外观为深棕色，接近于黑，有微臭味。

2.薄荷水：（略）

3.单糖浆：（略）

4.樟脑醑：（略）

5.石灰搽剂：（略）

五、讨论

1.碘在水中的溶解度小，所以先把碘化钾溶于水中形成浓溶液，以此作为助溶剂，由于碘与碘化钾反应生成可溶性络合物，故能溶解，同时也能减少碘的刺激性。

2.（略）

3.（略）

六、思考题

1.薄荷水制备中，滑石粉的作用是什么？能否用其他物质所代替？薄荷水还有哪些制备方法？

答：滑石粉用作分散剂，它与薄荷油混合研磨后，可将薄荷油吸附于粉粒上，增加其与水接触面积，有助于薄荷油在水中的分散和溶解。可用滤纸浆、硅藻土或白陶土代替。薄荷水的制备方法还有稀释法、水蒸汽蒸馏法等。

2.复方碘溶液中碘化钾的作用是什么？

答：（略）

3.单糖浆中为何不用加防腐剂？为何要采用热溶法制备单糖浆？

答：（略）

4.简述石灰搽剂的制备原理。

答：（略）

图 1-4-2　药剂学实验报告示例（液体制剂）

（编写老师：谢　波）

第二章 各 论

实验一 散剂的制备
（基础性实验）

一、目的要求

1. 掌握固体药物粉碎、分级、混合的操作方法。
2. 掌握散剂的制备方法及含特殊性质组分散剂的混合方法。

二、实验原理

1. 固体药物的粉碎、分级、混合

常见的固体制剂包括散剂、颗粒剂、片剂、胶囊剂、滴丸剂、膜剂、中药丸剂等，在它们的制备工艺中，一般都包括了粉碎、分级及混合过程（图 2-1-1）。

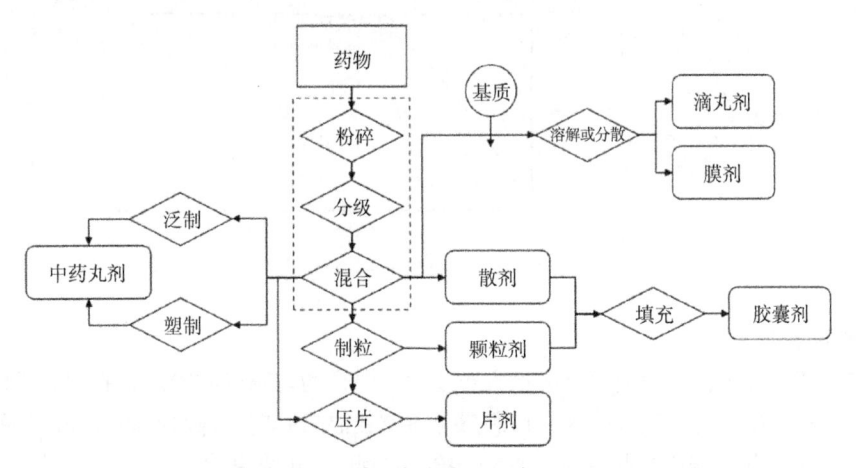

图 2-1-1 固体制剂制备的一般工艺流程

粉碎是将大块物料借助机械力破碎成适宜大小的颗粒或细粉的操作。粉碎可以减小粒径，从而增加药物的溶出，提高组分混合均匀度，增加药物在介质中的分散度。粉碎的方法有闭塞粉碎与自由粉碎，开路粉碎与循环粉碎，干法粉碎与湿法粉碎，常温粉碎与低温粉碎，单独粉碎与混合粉碎。常用的粉碎设备有研钵、球磨机、冲击式粉碎机、气流粉碎机（流能磨）等。

分级（又称为筛分）是借助筛网孔径大小将物料进行分离的操作。分级可以保证粒度的均匀性，从而有利于均匀混合，也使药物符合不同的粒度要求。分级通过不同规格的药筛来实现（图 2-1-2）。常用的分级设备有振荡筛分仪和旋振筛。

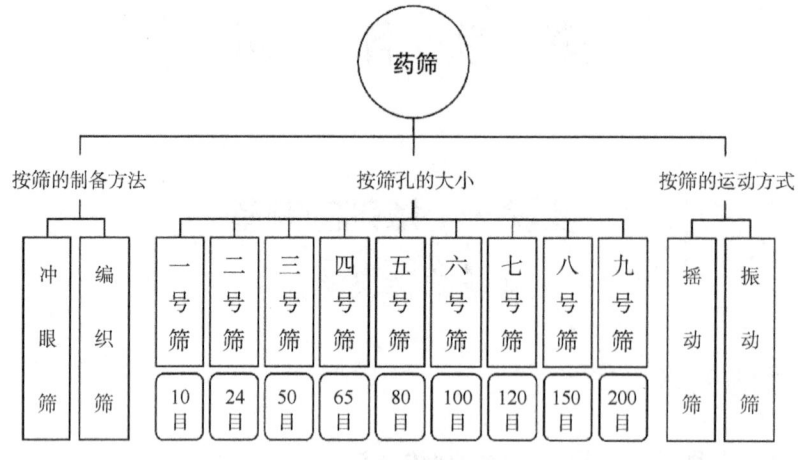

图 2-1-2　药筛的分类

混合是把两种或多种物料混匀的操作。混合可以使物料中的各组分含量均匀一致，从而使各组分含量均匀、准确，并且外观色泽一致。混合的程度可以用标准偏差（σ）、方差（σ^2）或混合度（M）进行评价（图 2-1-3）。混合可以通过搅拌混合、研磨混合、过筛混合等方式实现。常用的混合设备分为容器固定型混合机和容器旋转型混合机。

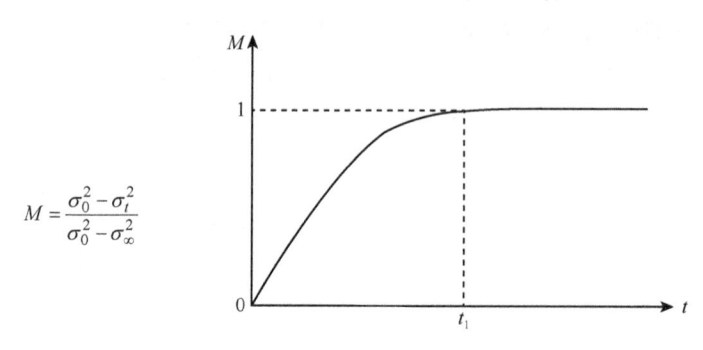

$$M = \frac{\sigma_0^2 - \sigma_t^2}{\sigma_0^2 - \sigma_\infty^2}$$

图 2-1-3　混合度及混合曲线

2. 散剂概述

散剂是药物或药物与辅料粉碎成适宜粒度后，混合均匀制成的粉末状制剂，供内服或外用。根据用药部位不同，散剂分为：口服散（溶解或混悬服用、开水或酒送服，如蛇胆川贝散）、局部散（局部皮肤或黏膜撒布，如痱子粉、冰硼散）和两用散（根据病情选择用药部位，如云南白药散）。根据使用方法不同，散剂分为：溶液散、煮散、内服散、外用散、眼用散等。散剂具有容易分散、奏效迅速，剂量容易控制，运输、携带方便，易生产、成本低等优点，但也要注意，具有刺激性强、腐蚀性强、不稳定、易吸湿或易风化等性质的药物，不宜制成散剂。

3. 散剂的制备工艺

散剂制备的一般工艺流程为粉碎，分级，混合，分剂量，质量检查，包装。

（1）关于散剂的混合：散剂混合是散剂制备过程中的关键步骤，对于含特殊性质组分散剂的混合，操作中应该注意以下问题。

1）混合比例差异大的问题：根据粒子等比例容量容易混合的原理，如果组分间混合比例差异大，宜采用"等量递增"混合法（图2-1-4），以保证在每一步混合操作的过程中，参与混合的组分间具有同等的相对量。

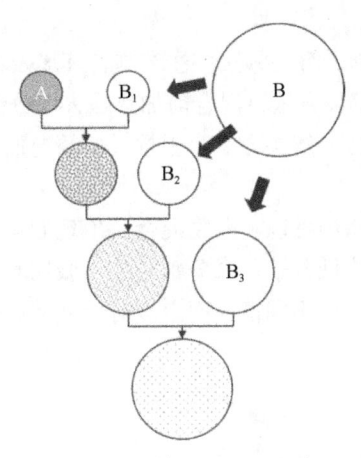

图 2-1-4　"等量递增"混合法

对于含毒性药物散的解决方案是制成"倍散"（稀释散）。倍散是指将主药按特定倍数稀释后所得的散剂，分为10倍散、100倍散、1000倍散。当药物剂量在0.01～0.1g范围时，常采用10倍散；当药物剂量在0.001～0.01g时，常采用100倍散；当药物剂量小于0.001g时，则采用1000倍散。倍散制备时需要加入稀释剂、着色剂（显示混合均匀度），倍散在混合时常常运用到等量递增法。

2）粉体学性质（密度、粒度）差异大的问题：在混合过程中，存在重者易沉、轻者易浮，粒小者易沉、粒大者易浮的规律，因此，当组分间粉体密度或粒度差异大的时候，宜采用"先轻后重，先粒大后粒小"的混合原则，即先往混合器械中置入轻的、粒大的物料，再依次加入重的、粒小的物料。

3）器械对粉料的黏附性问题：为尽量避免量少、色深的药物组分被器械吸附，常先利用量大、色浅的粉料进行"打底"，然后按等量递增的原理将各组分混合，即所谓的"打底套色法"混合法（图2-1-5）。

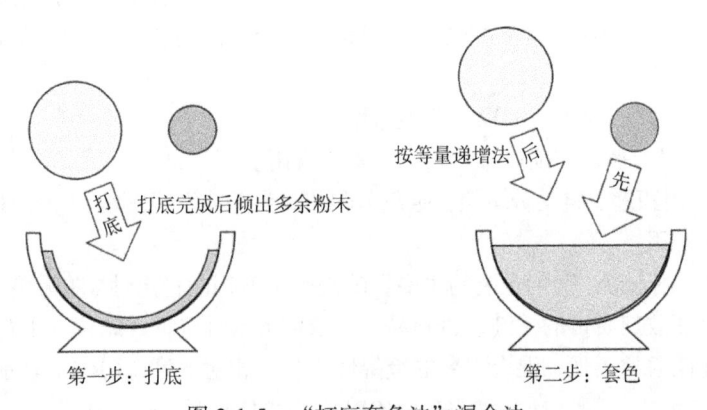

图 2-1-5　"打底套色法"混合法

4）带电性：组分粒子间或粒子与器械之间可能会摩擦起电，使组分难以混匀，可加入表面活性剂（如月桂醇硫酸钠）或润滑剂（如硬脂酸镁）来解决。

5）易致湿润的组分：混合过程中导致散剂湿润的组分大致有四种，即液体组分、易吸潮组分、水合物组分及低共熔组分，针对不同的组分采用不同方法来解决。

情形 1：药物本身为液体。解决方法：量少时，用其他药物吸收；量大时，加入吸收剂（磷酸钙、蔗糖粉）。

情形 2：含有易吸湿的药物。解决方法：注意制备环境及器械的干燥。

情形 3：药物为水合物。解决方法：混合前加热除去水分制成无水物。

情形 4：药物含低共熔组分。解决方法：根据具体情况而定，如对药效影响大，则尽量避免低共熔。

低共熔现象是指在室温下将两种以上药物混合后出现润湿或液化的现象（图 2-1-6）。处理方法：①调整比例，避免形成低共熔；②分别包装，服用时混合；③用其他药粉吸收低共熔物。具体采用何种处理方法，依不同情况而定。对于低共熔后导致药效减弱的情况，混合时应尽量避免低共熔。

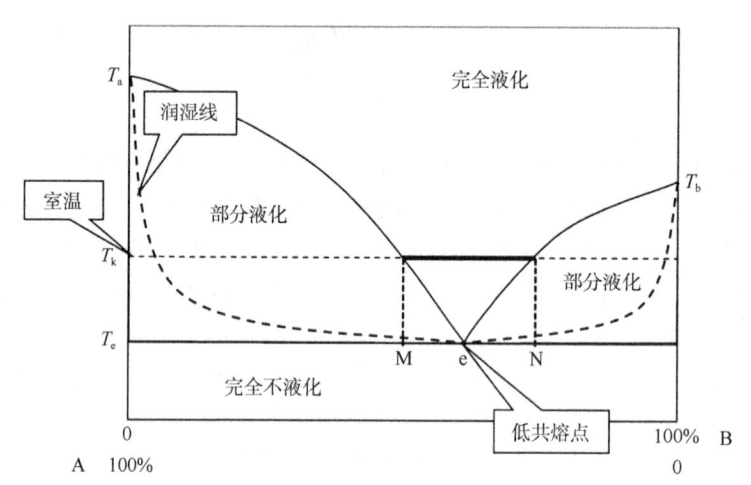

图 2-1-6 散剂混合时的低共熔现象

在室温下混合，当 A、B 两组分的比例处于图中 M、N 之间区域时，则完全液化。T_a 为纯 A 组分的熔点；T_b 为纯 B 组分的熔点；T_k 为室温温度；T_e 为低共熔点；M、N 为室温下刚好出现液化临界点时 A、B 两组分的比例

常见易出现低共熔的组分有薄荷脑、樟脑、水合氯醛、麝香草酚、水杨酸苯酯等。

（2）关于散剂的分剂量：散剂的分剂量是指将混合后的物料按剂量要求分装的过程。主要方法有以下几种。

1）目测法：简便，误差大，毒性药不适用。

2）重量法：用天平，准确，毒性药、贵重药常用。

3）容量法：用药匙、自动分量机、定量分包机，误差介于目测法和重量法之间，影响因素较多，大生产常用。

（3）关于散剂的包装：散剂包装的主要目的是确保散剂的稳定性（防吸湿、风化、挥发）。其中防吸湿是保证散剂质量的关键，否则易导致散剂流动性降低、结块、水解、变色甚至霉变。散剂的吸湿性通常很强，混合组分的吸湿性用临界相对湿度（CRH）表示：

$$CRH_{AB} = CRH_A \times CRH_B$$

可见混合物料比单一物料具有更强的吸湿性，散剂包装和贮存的条件要求是，所提供环境的相对湿度应小于散剂的 CRH。因此，包装材料的选择依据是，根据散剂的吸湿性选择具有合适透湿性的包装材料。衡量包装材料透湿性的参数是透湿系数（P），P 值越小则防潮性越好（表 2-1-1）。

表 2-1-1　不同散剂包装材料的透湿系数

名称	P 值	名称	P 值	名称	P 值
蜡纸	2～22	聚乙烯	2	硝酸纤维素	35
玻璃纸	222	聚苯乙烯	6	滤纸	1230
硫酸纸	534	聚乙烯丁醛	30	聚乙烯醇	270

常用散剂的包装材料有包装纸（有光纸、玻璃纸、蜡纸）、薄膜袋、塑料薄膜、复合膜（铝箔袋）、玻璃容器、硬胶囊壳等。

4. 散剂的质量检查

（1）粒度检查。

不同散剂有不同的粒度要求：常规散剂需要全部通过五号筛，并且 95% 以上通过六号筛（100 目）；儿科及外用散需要全部通过六号筛，并且 95% 以上通过七号筛（120 目）；眼科用散需要全部通过九号筛。

依据《中国药典》规定，粒度的测定方法分为第一法（显微镜法）、第二法（筛分法）、第三法（光散射法），其中光散射法的测定范围可达 0.02～3500μm。

（2）均匀度检查。

（3）干燥失重检查。要求干燥失重小于 2.0%。

（4）水分检查。要求含水量小于 9.0%。

注：水分测定测的是"水"，干燥失重测定的是"水以及一些在一定温度条件下会挥发的物质"，同一药品如果同时测定水分和干燥失重，结果可能相同或不同。《中国药典》（2020 年版）0104 颗粒剂制剂通则中，既有水分检查，也有干燥失重检查，说明水分检查和干燥失重检查分属不同的检测项目。

三、实验内容

（一）实验材料与设备

1. 试剂与试药

硫酸阿托品、1% 胭脂红乳糖、乳糖、薄荷脑、樟脑、硼酸、氧化锌、淀粉、滑石粉、甘草粉、朱砂粉、冰片、硼砂、玄明粉。

2. 设备与仪器

研钵、六号和七号分样筛、不锈钢盘、不锈钢盆、刻度烧杯、电烘箱、激光散射粒度分布仪。

（二）实验步骤

1. 硫酸阿托品倍散的制备（含毒性药物散）

［处方］

硫酸阿托品	0.1g
1%胭脂红乳糖	0.1g
乳糖	9.8g

［制法］

（1）将少量乳糖置研钵中，研磨使研钵内壁饱和，倾出。
（2）将处方量硫酸阿托品与等量的1%胭脂红乳糖在研钵中研磨均匀。
（3）按等量递增法逐步加入乳糖，混匀（观察颜色变化），过六号筛。
（4）按0.1g/包进行分装，即得。

注：1%胭脂红乳糖的配制方法是，取胭脂红1g置研钵中，加乙醇10～20mL，研磨使溶解，再按等量递增法加入乳糖99g，研磨均匀，在50～60℃干燥，过筛即得。

［注解］

（1）本品为抗胆碱药，常用于胃肠痉挛疼痛等。硫酸阿托品为医用毒性药物，制成倍散能方便控制用药剂量。
（2）混合前用少量乳糖饱和表面能，可以避免主药被吸附。
（3）胭脂红乳糖作为着色剂，可以显示混合均匀度。

［质量检查］

（1）外观均匀度检查：利用肉眼或显微镜进行均匀度检查。取供试品适量，置光滑纸上，平铺约5cm^2，将其表面压平，在亮处观察，应呈现均匀的色泽，无花纹与色斑。
（2）粒度检查：采用光散射法中的干法测定法进行粒度测定。
（3）装量差异检查：按单剂量包装散剂的要求进行检查。

粒度的测定方法：光散射法

测定原理：单色光束照射到颗粒样品后即发生散射现象。由于散射光的能量分布与颗粒的大小有关，通过测量散射光的能量分布（散射角），依据米氏散射理论和弗朗霍夫近似理论，即可计算出颗粒的粒度分布。所用仪器为激光散射粒度分布仪，测量范围为0.02～3500μm。根据供试品的性状和溶解性能，可选择湿法测定或干法测定。湿法测定用于测定混悬供试品或不溶于分散介质的供试品；干法测定用于测定水溶性或无合适分散介质的固态供试品。

测定方法：本品采用干法测定。干法测定的检测下限通常为200nm。采用密闭测量法，以减少供试品吸潮。选用的进样及样品池需克服偏流效应，根据供试品分散的难易，调节分散器的气流压力，使不同大小的粒子以同样的速度均匀稳定地通过检测窗口，以得到准确的测定结果。对于化学原料药，应采用喷射式分散器。在样品盘中先加入适量的金属小球，再加入供试品，调节振动进样速度、分散气压（通常为0～0.4MPa）和样品出口的狭缝宽度，以控制供试品的分散程度和通过检测器的供试品量。干法测定所需的供试品量通常应达到检测器遮光度范围的0.5%～5%。

散剂装量差异检查方法

单剂量包装的散剂照下述方法检查，应符合规定。取散剂10包（瓶），除去包装，分别精密称定每包（瓶）内容物的重量，求出内容物的装量与平均装量，每包装量与平均装量（凡无含量测定的散剂，每包装量应与标示装量比较）相比应符合规定，超出装量差异限度的散剂不得多于2包（瓶），并不得有1包（瓶）超出装量差异限度1倍。单剂量、一日剂量包装的散剂，装量差异限度应符合相应规定（表2-1-2）。

凡规定检查含量均匀度的散剂，一般不再进行装量差异检查。

表 2-1-2　装量差异限度检查的要求

平均装量或标示装量	装量差异限度	
	中药、化学药	生物制品
0.1g 及 0.1g 以下	±15%	±15%
0.1g 以上至 0.5g	±10%	±10%
0.5g 以上至 1.5g	±8%	±7.5%
1.5g 以上至 6.0g	±7%	±5%
6.0g 以上	±5%	±3%

2. 痱子粉的制备（含低共熔组分散）

［处方］

薄荷脑	0.3g
樟脑	0.3g
硼酸	7.5g
氧化锌	6.0g
滑石粉	35.9g

［制法］

（1）取处方量薄荷脑、樟脑置研钵中研磨，使液化形成低共熔物，加少量滑石粉充分研匀。

（2）取处方量硼酸、氧化锌，于研钵中分别研细，过六号筛，混合。

（3）将步骤（2）中混合后的药粉，分次加入步骤（1）中制得的低共熔物中，以吸收低共熔物。

（4）将步骤（3）中得到的混合药粉与处方量中剩余滑石粉混匀，即得。

［注解］

（1）本品有收敛、止痒及吸湿等作用，用于痱子。

（2）薄荷脑和樟脑组成低共熔物，本方采用低共熔法，先制成低共熔物，再加入其他组分进行吸收。

（3）处方中含大量滑石粉，可吸收皮肤表面的水分及油脂，樟脑、薄荷脑具有清凉止痒作用，氧化锌有收敛作用，硼酸具有轻微消毒防腐作用。

［质量检查］

（1）粒度检查：取供试品 10g，精密称定，采用单筛分法测定，通过七号筛的粉末质量，不得少于 95%。

（2）外观均匀度检查：取供试品适量，置光滑纸上，平铺约 5cm^2，将其表面压平，在明亮处观察，色泽应均匀，无花纹与色斑。

粒度的测定方法：单筛分法

单筛分法是粒度测定方法中手动筛分法的一种。称取各品种项下规定的供试品，置规定号的分样筛中（筛下配有密合的接收容器），筛上加盖。按水平方向旋转振摇至少3分钟，并不时在垂直方向轻叩筛。取筛下的颗粒及粉末，称定重量，计算其所占比例（%）。

3. 益元散的制备（中药散）

［处方］

滑石粉	15.0g
甘草粉	2.5g
朱砂粉	0.75g

［制法］

（1）将少量滑石粉置于研钵内，充分研磨，多余倾出，以饱和研钵的表面能。
（2）取处方量朱砂粉置研钵内，以等量递增法加入处方量滑石粉，研匀，倾出。
（3）将处方量甘草粉置研钵中，以等量递增法加入步骤（2）中制得的混合粉末，研匀，即得。

［注解］

（1）本品清暑利湿，用于感受暑湿，身热心烦，口渴喜饮，小便短赤。
（2）本处方中所提供滑石粉、甘草粉、朱砂粉，均为已按要求粉碎好的粉末。
（3）朱砂粉为量少色深的药物，为避免吸附，其与滑石粉的混合宜采用打底套色法。
（4）朱砂粉与滑石粉为质重的矿物药，而甘草粉较轻，二者的混合应遵循先轻后重的混合原则。

4. 冰硼散的制备（中药散）

［处方］

冰片	1.0g
硼砂（炒）	10.0g
朱砂（极细粉）	1.2g
玄明粉	10.0g

［制法］

（1）将各药分别研细，过六号筛。
（2）将处方量朱砂与玄明粉按打底套色法研磨混合均匀。
（3）将上述（2）所得粉末与处方量硼砂研磨混合均匀。
（4）将上述（3）所得粉末与处方量冰片按打底套色法研磨混合均匀，过筛即得。

［注解］

（1）本品清热解毒，消肿止痛。用于咽喉肿痛，牙龈肿痛，口舌生疮。
（2）朱砂已先按水飞法（或其他方法）粉碎成极细粉。朱砂为天然硫化汞矿石，现已能人工合成，通常称灵砂或银珠。
（3）芒硝（含10个结晶水分子的硫酸钠）经风化失去结晶水（无水硫酸钠）即玄明粉（或元明粉），用途同芒硝，但作用较缓和，多外用。

四、实验结果与讨论

1. 描述各散剂的外观。

2. 观察硫酸阿托品倍散制备中着色剂的作用，评价所制得倍散的粒子分散度，分析制备中的影响因素。

3. 观察低共熔组分在制备过程中的现象，思考：①低共熔现象发生的原理是什么？②除实验中的低共熔物外，常见的低共熔组分还有哪些？③对含低共熔组分的散剂，在制备中应注意什么？

4. 益元散的制备过程中，注意不同混合原则和方法的应用。

五、思考题

1. 含毒性药物散剂的制备一般采用什么方法？在混合时应注意什么问题？
2. 导致散剂发生湿润的组分可能有哪些？如何避免散剂在制备时发生湿润现象？
3. 散剂制备的混合操作中，应注意哪些问题？

（编写老师：凌家俊）

实验二　液体制剂的制备
（基础性实验）

一、目的要求

1. 掌握不同液体制剂的制备方法及操作要点。
2. 熟悉不同液体制剂质量评定的要求及方法。

二、实验原理

1. 液体制剂概述

液体制剂（liquid preparation）是药物分散在适宜的分散介质中制成的液体形态的制剂。液体制剂的优点明显：吸收快，作用迅速，生物利用度高；给药途径广泛；能增加某些药物的稳定性和安全性；服用方便、易于分剂量；能减少某些药物的刺激性；油性药物制成乳剂后吸收好。液体制剂的不足：易发生物理、化学及生物学稳定性问题（化学反应、热力学及动力学稳定性、污染）；携带、运输、贮存不方便（体积、重量、容器）；溶剂本身可能导致某些问题（水作溶剂易霉变，非水溶剂本身可能产生生理效应）。

由于不同液体制剂分属于不同的分散体系，各分散体系具有不同的稳定性，因此，在制备液体制剂之前，必须明确不同液体制剂在分散体系中的分类（图 2-2-1）。液体制剂按分散系统分为均相液体制剂和非均相液体制剂。均相液体制剂为热力学稳定体系，包括低分子溶液剂和高分子溶液剂；非均相液体制剂为热力学不稳定体系，包括溶胶剂、混悬剂和乳剂。热力学不稳定的制剂，放置过程中会发生粒子的聚结；而动力学不稳定的制剂，在放置过程中会发生粒子的沉降。液体制剂的制备中，必须根据其稳定性的不同进行不同的处理，或加入适当附加剂，确保其在质保期内不会发生粒子的聚结和沉降。

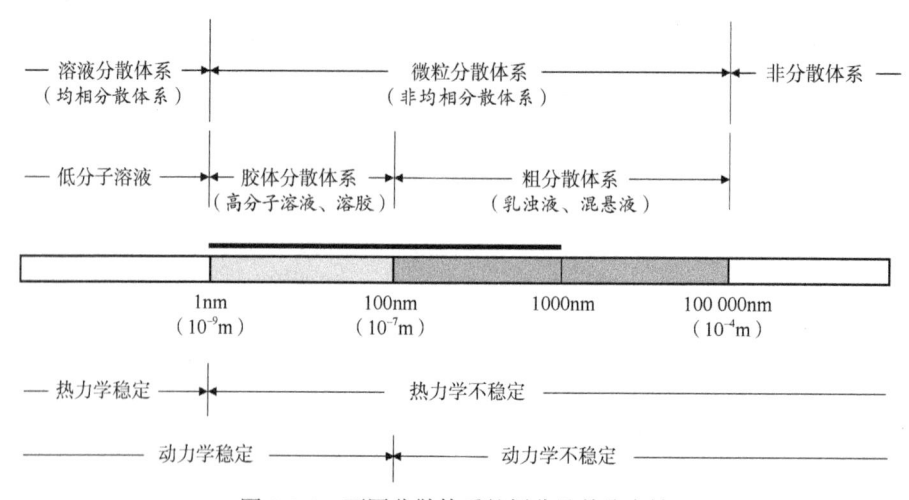

图 2-2-1　不同分散体系的划分及其稳定性

注意：高分子溶液具有特殊性，它既是溶液分散体系，也是胶体分散体系

（1）低分子溶液剂：是药物以分子或离子状态分散于溶剂中形成的真溶液，溶液的分散相的粒径小于 1nm，包括溶液剂、芳香水剂、糖浆剂、甘油剂、醑剂、酊剂等。溶液剂是不挥发性药物溶解于溶剂中形成的澄明溶液；芳香水剂是挥发性芳香药物的饱和或近饱和的澄明水溶液；糖浆剂为含药或不含药的浓蔗糖水溶液，含糖量应在 45%（g/mL）以上，其中单糖浆的含糖量应为 85%（g/mL）；醑剂为挥发性药物的浓乙醇溶液，溶剂的含醇量一般为 60%～90%。低分子溶液剂通常具有较好的稳定性。

（2）高分子溶液剂：是高分子化合物分散于溶剂中形成的均相体系，它与低分子溶液剂同属于分子分散体系，但由于其分子量较大，分散相粒径范围为 1～100nm，所以也属于胶体溶液。高分子溶液是一种特殊的分散体系，既有一般溶液的性质，又具有部分的胶体性质（图 2-2-2）。以水为溶剂的高分子溶液剂称为亲水性高分子溶液剂（亲水胶体），或称胶浆剂。高分子溶液虽然具有热力学稳定性，但同时也有聚结特性，在特定条件下（如遇到脱水剂、电解质等）可能发生聚沉效应。

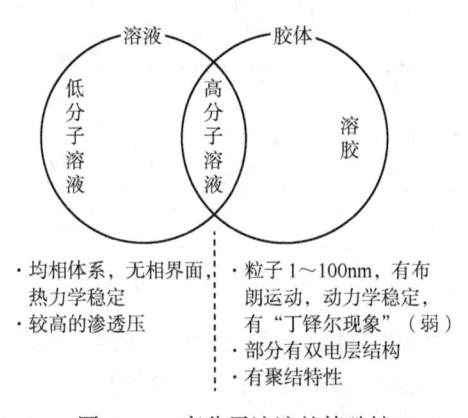

图 2-2-2　高分子溶液的特殊性

（3）溶胶剂：是难溶性小分子化合物以多分子聚集体的形式分散于溶剂中形成的非均相体系，分散相粒径范围为 1～100nm，属于胶体分散体系。多以水为分散介质制成溶胶剂（疏水胶体）。溶胶剂由于存在显著的布朗运动，属于动力学稳定体系。但由于溶胶剂的热力学不稳定性，长期存放可能由于粒子聚结导致粒径增大，从而变为动力学不稳定体系。为防止粒子聚结，制备时通常需要加入"保护胶体"（图 2-2-3）。

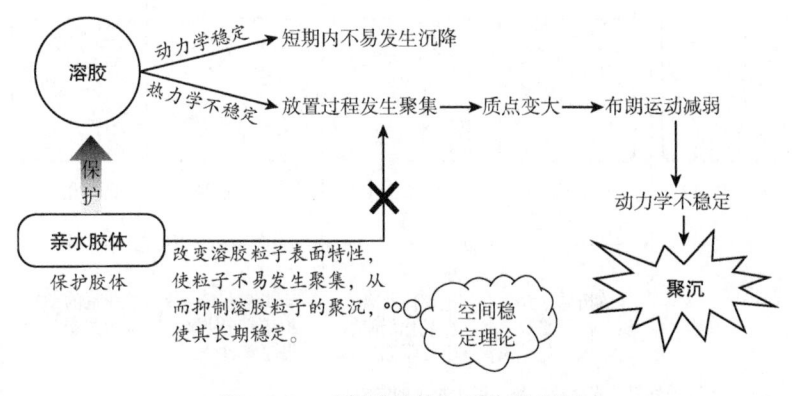

图 2-2-3　"保护胶体"的作用机制

（4）混悬剂：是难溶性固体药物以细小的微粒分散在适宜的液体分散介质中形成的非均相分散体系。优良的混悬剂需符合相应的质量要求：一是制剂的稳定性，包括药物本身的化学稳定性、体系的沉降稳定性（不生成沉淀或振摇易分散）及聚结稳定性（不结块）；二是分散粒子的粒度大小及均匀性要符合要求（避免结晶微粒的长大）；三是应具有足够黏度（延缓沉降），还包括外用制剂的可涂布性，要求涂布后不易被擦掉或流失。制备混悬剂时，应加入混悬剂的稳定剂，包括：①助悬剂——增加黏度，或改变介质密度，降低沉降速度；②润湿剂——加入表面活性剂降低微粒表面自由能，使体系稳定；③絮凝剂和反絮凝剂——加入电解质来改变 ζ 电位，通过产生絮凝或增加粒子间电性排斥力来抑制混悬粒子的聚结（图 2-2-4）。

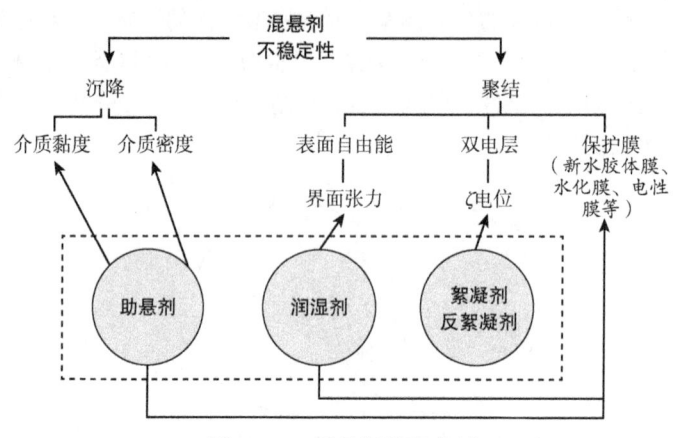

图 2-2-4 混悬剂的稳定剂

（5）乳剂：是互不相溶的两相液体混合后，其中一相液体以液滴状态分散于另一相的液体中形成的非均相分散体系。形成液滴的一相称为内相、不连续相或分散相；另一相液体则称为外相、连续相或分散介质。分散相的粒径一般在 0.1~5μm，根据分散相粒径的不同，分为普通乳、亚微乳及微乳（纳米乳）。乳剂类型有普通乳剂（O/W 型、W/O 型）和复合乳剂（W/O/W 型、O/W/O 型）。乳剂属于不稳定的分散体系，在各种外界因素作用下，可能出现分层、絮凝、合并与破裂、转相、酸败等现象，有些现象是可逆的，如分层和絮凝，振摇可重新分散，有些现象是不可逆的，如合并、破裂、转相，制备这些剂型时，应尽可能避免这些不稳定现象的发生（图 2-2-5）。

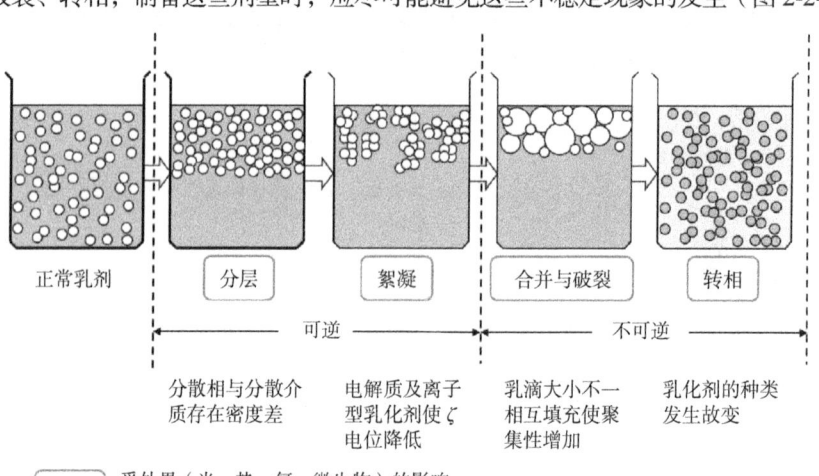

图 2-2-5 乳剂的不稳定现象

2. 液体制剂的制备方法

低分子溶液剂有多种制备方法。普通溶液剂可采用溶解法、稀释法、蒸馏法（或水蒸气蒸馏法）来制备；芳香水剂可采用溶解法、稀释法或蒸馏法制备，如采用溶解法，应注意分散剂的使用；糖浆剂可采用溶解法或混合法来制备，其中溶解法又分为热溶法和冷溶法（图2-2-6），热溶法适用于热稳定的药物、有色糖浆剂及单糖浆的制备，冷溶法适用于热不稳定的药物（或含有挥发性成分），或对色泽要求较高的糖浆剂；醑剂可采用溶解法或蒸馏法制备。

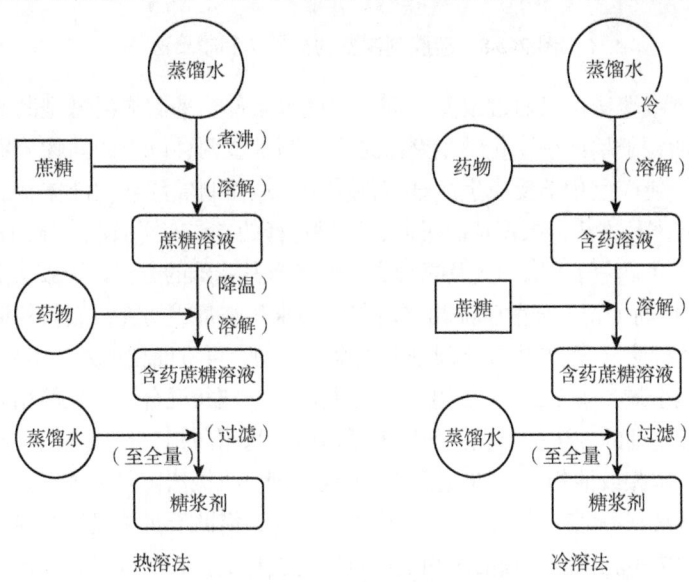

图 2-2-6　溶解法制备糖浆剂

高分子溶液剂采用溶解法制备，但高分子化合物的溶解需要进行溶胀，溶胀的过程包括有限溶胀及无限溶胀，有限溶胀即自然浸泡过程，无限溶胀即加热和搅拌过程，制备时要注意，须等有限溶胀充分后才能进行加热和搅拌，不同高分子化合物有限溶胀所需要的时间有所不同（图2-2-7）。

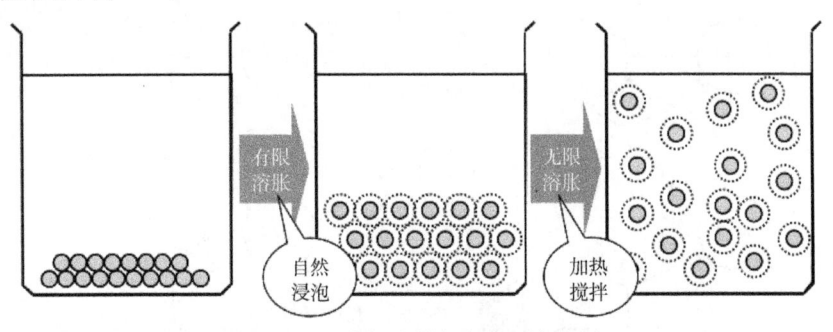

图 2-2-7　溶解法制备高分子溶液剂

溶胶剂采用分散法或凝聚法制备（图2-2-8）。分散法常用方法有研磨法、胶溶法及超声波分散法；凝聚法则分为物理凝聚法和化学凝聚法。

混悬剂的制备方法也分为分散法和凝聚法。分散法是将固体药物粉碎成适宜大小的粒子，再将其混悬于适宜分散介质中，并加入适量的稳定剂而制得。由于混悬剂中的固体粒子的粒径范围与散剂粒子差异不大，所以分散法中采用的粉碎方法可参考散剂的粉碎方法。凝聚法是将以离子或分子状态分散的药物，借助物理或化学方法使其在分散介质中聚集，形成微粒

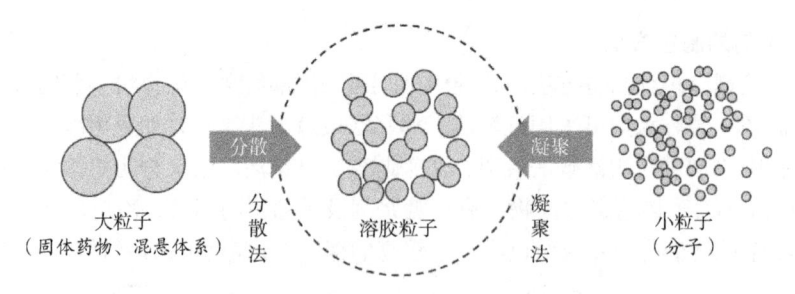

图 2-2-8　溶胶剂制备的分散法和凝聚法

而制得。其中物理凝聚法可以通过改变溶剂或浓度等条件，来制成混悬型制剂，条件变化得越快，则混悬后的粒子越细小；化学凝聚法是先将两种或两种以上的药物分别制成稀溶液，混合并急速搅拌，使产生化学反应生成难溶性粒子，从而制成混悬型液体制剂。

乳剂的制备有多种方法，根据情况不同，可供选择的方法有干胶法、湿胶法、新生皂法、两相交替加入法、机械法等，纳米乳及复合乳的制备有其特殊的方法。干胶法又称"油中乳化剂法"，是先将乳化剂（胶）分散于油相中研匀后加水相制备成初乳，然后稀释至全量。湿胶法又称"水中乳化剂法"，是先将乳化剂分散于水中研匀，再将油相加入，用力搅拌使成初乳，加水将初乳稀释至全量（图2-2-9）。新生皂法是将油、水两相混合时，在两相界面上生成肥皂类（羧酸盐类）乳化剂的方法。当乳化剂用量较多时，采用两相交替加入法，即向乳化剂中每次少量交替地加入水相或油相，边加边搅拌，形成乳剂。机械法则是将油相、水相、乳化剂混合后，用乳化机械来制备乳剂，该法不用考虑混合顺序，借助于机械提供的强大能量来实现乳化。纳米乳制备时选用乳化能力强的表面活性剂作为乳化剂，必要时加大乳化剂的用量并加入助乳化剂，目的是保证能够形成澄明乳剂。复合乳剂采用二步乳化法制备，第一步先将水相、油相、乳化剂制成一级乳，再以一级乳为分散相与含有乳化剂的水相或油相乳化制成二级乳。

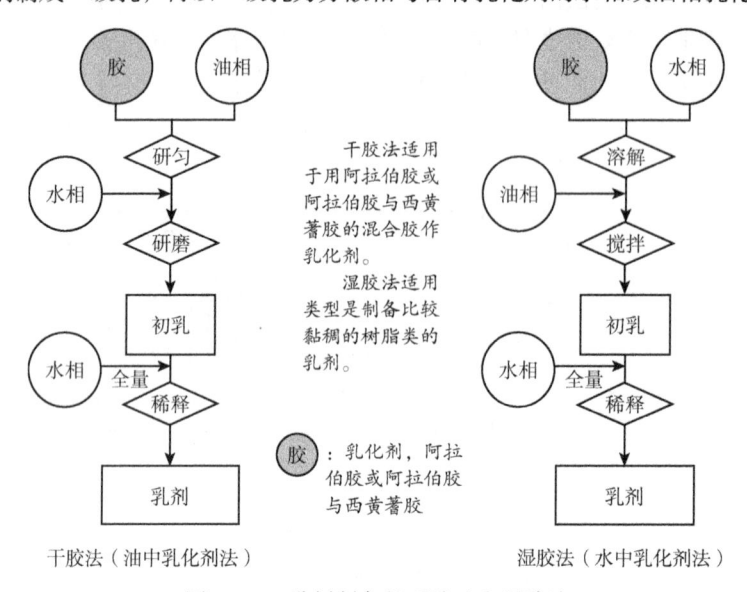

图 2-2-9　乳剂制备的干胶法和湿胶法

3. 混悬剂和乳剂的质量评定

液体制剂中的混悬剂和乳剂均为热力学和动力学不稳定体系，建立合理的质量评定方法尤为重要。

（1）混悬剂的质量评定：评定指标有微粒大小、沉降容积比、絮凝度、重新分散性、ζ 电位值、流变学特性。

沉降容积比（sedimentation rate）是指沉降物的容积与沉降前混悬剂的容积之比（图 2-2-10）。测定方法：将混悬剂放入量筒中，混匀，测定混悬剂的总容积 V_0，静置一定时间后，观察沉降面不再改变时沉降物的容积 V，其沉降容积比 F 为

$$F=\frac{V}{V_0}=\frac{H}{H_0}$$

式中，V 为发生沉降后沉降物容积，V_0 混悬剂的总容积，H 为发生沉降后沉降面的高度，H_0 为混悬剂液面的总高度。

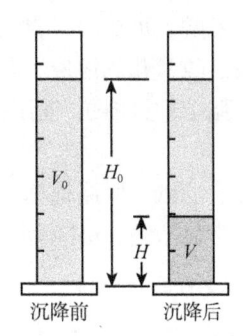

图 2-2-10　沉降容积比

絮凝度（flocculation value）是反映絮凝剂对混悬剂稳定性的重要参数（图 2-2-11），絮凝度 β 的计算方法是

$$\beta=\frac{F}{F_\infty}=\frac{V/V_0}{V_\infty/V_0}=\frac{V}{V_\infty}=\frac{H}{H_\infty}$$

式中，F、V 和 H 分别为加入絮凝剂后混悬剂的沉降容积比、最终沉降物容积和沉降物液面高度，F_∞、V_∞ 和 H_∞ 分别为不加絮凝剂时混悬剂的沉降容积比、最终沉降物容积和沉降物液面高度。

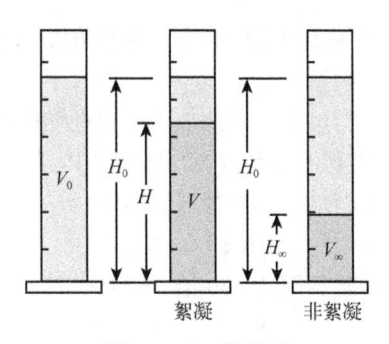

图 2-2-11　絮凝度

（2）乳剂的质量评定：评定指标有乳滴粒径、分层现象检查、乳滴合并速度、稳定常数。

乳滴合并速度符合一级动力学规律，其方程为

$$\lg N=-\frac{Kt}{2.303}+\lg N_0$$

式中，N 为发生合并后乳滴的数目，N_0 为合并前乳滴的数目，K 为乳滴合并速度常数，t 为时间。

乳剂离心前后的吸光度变化百分率称为稳定常数，用 K_e 表示，其表达式如下：

$$K_e = \frac{(A_0 - A)}{A_0} \times 100\%$$

式中，A 为离心后的吸光度，A_0 为离心前的吸光度。

三、实验内容

（一）实验材料与设备

1. 试剂与试药

碘、碘化钾、薄荷油、滑石粉、乙醇、蔗糖粉、胃蛋白酶、稀盐酸、甘油、沉降硫磺、硫酸锌、樟脑、阿拉伯胶、西黄蓍胶、氢氧化钙溶液、花生油、液体石蜡、尼泊金乙酯、糖精钠、香精、苏丹红无水乙醇溶液（脂溶性染料）、亚甲基蓝溶液（水溶性染料）等。

2. 仪器与设备

烧杯、量杯、量筒、研钵、漏斗、滤纸、脱脂棉球、纱布、吸管、天平、试管、具塞锥形瓶、带塞碘量瓶、组织捣碎机、光学显微镜、pH测定仪、手持糖量计、离心机等。

（二）实验步骤

1. 复方碘溶液的制备（普通溶液剂）

［处方］

碘	1.0g
碘化钾	2.0g
蒸馏水	加至 20mL

［制法］

取处方量碘化钾置量杯内，加水约 4mL，搅拌使溶解，加入碘搅拌使全部溶解后，再加水至全量 20mL，即得。

［注解］

（1）本品可供内服，用于碘缺乏所致的疾病，如地方性甲状腺肿、甲状腺功能亢进（甲亢）术前准备、甲亢危象等。

（2）碘在水中溶解度小（1:4000），因此加入碘化钾作助溶剂（碘与碘化钾反应生成可溶性络合物三碘化钾），同时使碘稳定不易挥发，并减少其刺激性。为使碘能迅速溶解，宜先将碘化钾加适量纯化水配制成浓溶液，然后加入碘溶解。

$$I_2 + KI \rightleftharpoons KI_3$$

（3）内服复方碘溶液时，须稀释至 5~10 倍，以减少其对口腔黏膜的刺激。

［质量检查］

成品外观、性状。

2. 薄荷水的制备（芳香水剂）

［处方］

薄荷油	0.2mL
滑石粉	1.5g
（或活性炭）	1.5g
蒸馏水	加至 100mL

[制法]

取滑石粉，滴入薄荷油，在研钵中研匀，加少量蒸馏水研成糊状，移至带塞碘量瓶中，加适量蒸馏水，振摇 10min，用湿润的脱脂棉球或滤纸过滤，初滤液如浑浊，应重滤，并自滤器上加适量蒸馏水使成 100ml，得薄荷水 I 号。

将滑石粉更换成活性炭，按相同方法制备，得薄荷水 II 号。

[注解]

（1）本品为芳香调味药与驱风药。用于胃肠充气。

（2）滑石粉作为分散剂，将薄荷油吸附于滑石粉上，加水时可增加薄荷油与水的接触面积加速其溶解。同时滑石粉具有吸附剂的作用，过多的薄荷油被其吸附而滤除。滑石粉亦具有助滤作用。选用滑石粉不可太细，否则其亦能通过滤纸，导致滤液浑浊。其他分散剂如滤纸浆、硅藻土及皂土等亦可采用。

（3）本品为薄荷油的饱和水溶液，浓度约为 0.05%（mL/mL），处方用量为溶解量的 4 倍，配制时不能完全溶解，多余的薄荷油被滑石粉吸附后滤除。

（4）亦有采用吐温 20 作增溶剂来增加薄荷油的溶解度，效果很好，成品贮存过程中无析出油滴的现象，但气味稍差。

[质量检查]

成品外观、性状、澄明度、气味。

3. 单糖浆的制备（糖浆剂）

[处方]

蔗糖粉	42.5g
蒸馏水	加至 50mL

[制法]

取蒸馏水 22.5mL 煮沸，加入处方量蔗糖粉，搅拌溶解后，继续加热至 100℃，趁热用脱脂棉或纱布过滤，自滤器上添加适量的热蒸馏水，冷至室温，加蒸馏水使成全量 50mL，搅匀即得。

[注解]

（1）本品可用于液体药剂的矫味剂，混悬剂的助悬剂，或用作丸剂、片剂的黏合剂，亦可与药物溶液混合制成含药糖浆。

（2）单糖浆为蔗糖粉的近饱和水溶液，蔗糖粉含量为 85%（g/mL）或 64.7%（g/g）。

（3）蔗糖粉品质的优劣对糖浆的质量有很大影响，所用蔗糖粉应符合药典标准。

（4）蔗糖为双糖，因此用本法制备糖浆时，温度升到 100℃之后的时间控制非常重要，加热时间长（特别当有酸存在时），蔗糖粉可水解为果糖和葡萄糖（转化糖），含转化糖量过高的糖浆，在贮藏期间会加速发酵变质，故药典中规定蔗糖中转化糖的含量不得超过 3%。同时转化糖受热还可生成焦糖而使成品颜色变深。因此加热时间不要太长，但时间太短达不到灭菌目的，也不适宜。一般待蔗糖粉全部溶解后，应趁热用精制棉过滤，如时间稍久，易析出结晶，此结晶不易再溶解于糖浆内。

[质量检查]

（1）成品外观、性状。

（2）含糖量的测定。

含糖量测定方法

采用手持糖量计（图 2-2-12）进行测定。掀开照明棱镜盖板，用绒布或擦镜纸将折光棱镜擦拭干净。取单糖浆 1~2 滴，置于折光棱镜面上，合上盖板，使其均匀分布于棱镜表面，将仪器的进光窗对向光源或光亮处，调节目镜，使视野内容清晰可见。于视野中所见明暗分界线相应之读数，即为含糖量百分数。注意 g/mL 与 g/g 的单位换算。

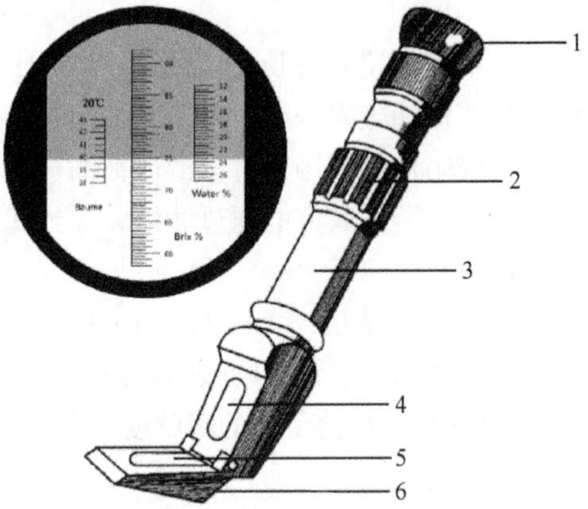

图 2-2-12　手持糖量计
1. 目镜系统；2. 转换标尺手轮；3. 镜筒；4. 折光棱镜；5. 进光棱镜；6. 盖板

4. 樟脑醑的制备（醑剂）

[处方]

樟脑	5.0g
乙醇	加至 50mL

[制法]

取处方量樟脑加乙醇约 40mL 溶解，用滤纸过滤，自滤器上添加乙醇使成 50mL，即得。

[注解]

（1）本品外用，为皮肤刺激药，用于神经痛、肌肉痛或关节痛等。

（2）本品含醇量为 80%~87%，樟脑与乙醇均系易挥发性物质，包装应密封，并置阴冷处贮藏，以防止挥发损失。

（3）本品遇水易析出结晶，故滤材用乙醇湿润，所用器具应干燥。

[质量检查]

（1）成品外观、性状。

（2）将本品滴入水中，验证醑剂遇水析出结晶的性质。

5. 胃蛋白酶合剂的制备（高分子溶液剂）

[处方]

胃蛋白酶	2.0g
稀盐酸	1.5mL
甘油	20.0g
蒸馏水	加至 100mL

[制法]

Ⅰ法：取稀盐酸与处方量约 2/3 的蒸馏水混合后，将胃蛋白酶撒于水面上静置一段时间，使其膨胀溶解，必要时轻加搅拌。加甘油混匀，并加蒸馏水至足量。

Ⅱ法：取胃蛋白酶加稀盐酸研磨，加适量蒸馏水溶解后加入甘油，再加水至足量，混匀，即得。

[注解]

（1）本品为助消化药，用于胃蛋白酶缺乏或病后消化功能减退而引起的消化不良症。

（2）胃蛋白酶易吸潮，称取时宜迅速。

（3）胃蛋白酶在 pH 1.5～2.0 时活性最强，而稀盐酸为 pH 调节剂。注意盐酸的量不可超过 0.5%，否则会破坏胃蛋白酶活性，亦不可直接将胃蛋白酶加至未经稀释的盐酸中。因此，在配制时，需将盐酸稀释后充分搅拌，再加入胃蛋白酶。

（4）强力搅拌及用棉花、滤纸过滤等均会影响本品的活性和稳定性。在该液中 pH 小于胃蛋白酶等电点（pI 2.75～3.00），故胃蛋白酶带正电荷，而过滤时，润湿的滤纸或棉花（带负电荷）会吸附胃蛋白酶。因此，必要时，可将滤材先用少许与胃蛋白酶合剂浓度相同的稀盐酸冲洗，以中和滤材表面电荷，从而消除吸附现象。

（5）处方中加入约 20% 甘油可保持胃蛋白酶活力，增加其稳定性。

[质量检查]

比较用两种方法制备的胃蛋白酶合剂质量，可用活力试验考察。

胃蛋白酶合剂质量考察：胃蛋白酶活力试验

精密吸取本品 0.1mL，置于试管中，另用吸管加入牛乳乙酸钠混合液 5mL，从开始加入时计时，迅速加毕，混匀，将试管倾斜，注视沿管壁流下的牛乳，至开始出现乳酪蛋白的絮状沉淀为止，停止计时，记录凝固牛乳所需的时间。以上试验均需在 25℃条件下进行。

牛乳乙酸钠混合液制法：取冰醋酸 92g 和氢氧化钠 43g，分别溶于适量蒸馏水中，将两液混合，补加蒸馏水至 1000mL，得乙酸钠缓冲液，此溶液的 pH 为 5。取等体积的乙酸钠缓冲液和鲜牛奶混合均匀，即得牛乳乙酸钠混合液。此混合液在室温密闭贮存，可保存 2 周。

计算：胃蛋白酶活力越强，凝固牛乳速度越快，即凝固牛乳所需时间越短，故规定凡胃蛋白酶能使牛乳在 60s 末凝固时的活力强度称为 1 活力单位。因此，20s 末凝固的则为 60/20，即 3 个活力单位，最后换算成每毫升供试液的活力单位。

6. 石灰搽剂的制备（乳剂）

[处方]

氢氧化钙溶液	10.0mL
花生油	10.0mL
共制成	20.0mL

[制法]

采用新生皂法制备。取处方量氢氧化钙溶液与花生油，置于具塞锥形瓶中，加盖后用力振摇，至乳剂生成。

[注解]

（1）本品为乳黄色稠厚液体。用于轻度烫伤，具有收敛、保护、润滑、止痛等作用。

（2）花生油与氢氧化钙溶液混合后，花生油中的油酸甘油酯及其他脂肪酸被氢氧化钙皂化，生成的钙皂为乳化剂，成品为 W/O 型乳剂。

$$2(RCOO)_3C_3H_5 + 3Ca(OH)_2 \longrightarrow 3(RCOO)_2Ca + 2C_3H_5(OH)_3$$
$$2RCOOH + Ca(OH)_2 \longrightarrow (RCOO)_2Ca + 2H_2O$$

（3）花生油有润滑、保护创面作用；氢氧化钙有杀菌、收敛作用，钙离子能促进毛细血管收缩，并能促进上皮细胞生成。

（4）其他常见的植物油如菜籽油、麻油、豆油、棉籽油等均可代替花生油，因为这些油脂中也含有少量的游离脂肪酸。但用棉籽油时，应在处方中酌加少许油酸，使生成足量的油酸钙乳化剂，以保证全部乳化。

［质量检查］

（1）成品外观、性状检查。

（2）鉴别乳剂的类型：稀释法，染色镜检法。

（3）测定乳滴的粒径：显微镜法。

乳剂类型鉴别方法

稀释法：取试管1支，加入乳剂1滴，再加入蒸馏水约5mL，振摇、翻转数次，观察混合情况，并判断乳剂所属类型（能与水均匀混合者为O/W型乳剂，反之则为W/O型乳剂）。

染色镜检法：取同种乳剂（少量）两份分别涂在载玻片上，一份用苏丹红无水乙醇溶液（脂溶性染料）染色，另一份用亚甲基蓝溶液（水溶液性染料）染色，在显微镜下观察并判断乳剂所属类型（苏丹红均匀分散者为W/O型乳剂，亚甲基蓝均匀分散者为O/W型乳剂）。

粒径测定方法：显微镜法

取乳剂少许置载玻片上，加盖玻片后在显微镜下观察乳滴形状并测定其粒径大小，记录最大和最多乳滴的直径。

7. 液体石蜡乳的制备（乳剂）

［处方］

液体石蜡	12.0mL
阿拉伯胶粉	4.0g
西黄蓍胶粉	0.5g
5%尼泊金乙酯醇溶液	0.1mL
1%糖精钠溶液	0.3mL
香精	适量
蒸馏水	加至30mL

［制法］

采用干胶法制备。

（1）将处方量阿拉伯胶粉与西黄蓍胶粉置于干燥研钵中，加入液体石蜡，稍加研磨，使胶粉分散。

（2）加蒸馏水8mL，不断沿同一方向研磨，至发出"噼啪"声，形成浓厚的乳状液，即成初乳。

（3）再加蒸馏水5mL研磨，按处方量加入5%尼泊金乙酯醇溶液、1%糖精钠溶液，加入适量香精混匀。

（4）加入蒸馏水至全量30mL，混匀即得。

[注解]

（1）本品为轻泻剂。液体石蜡系矿物性油，在肠道中不吸收、不消化，对肠壁及粪便起润滑作用，并能阻抑肠内水分的吸收，促进排便，因而可用于治疗便秘。

（2）液体石蜡乳是用干胶法制成的 O/W 型乳剂，在制备初乳时所用油、水、胶的比例约为 3：2：1。当制备初乳时，若添加的水量不足或加水过慢，极易形成 W/O 型，此时再研磨加水稀释也难以转变成 O/W 型，形成后亦极易破裂；若添加水量过多，因外相水液的黏度较低，不能把油很好地分散成油滴，制成的乳剂也不稳定和容易破裂，故在操作上应严格遵守用干胶法制备初乳的各项要求，所需之水须一次加入。

（3）制备初乳时所用研钵必须是干燥的，研磨时需用力，均匀，向一个方向不停地研磨，直至初乳形成，关键是用力，不停歇。

（4）阿拉伯胶乳化能力较弱，常与西黄蓍胶合用（增加乳剂的黏滞度，避免分层），混合比例为西黄蓍胶 1 份，阿拉伯胶 8~16 份。

（5）处方中糖精钠和香精为矫味剂，尼泊金乙酯为防腐剂。

[质量检查]

（1）成品外观、性状检查。

（2）鉴别乳剂的类型：稀释法，染色镜检法。

（3）测定乳滴的粒径：显微镜法。

8. 复方硫磺洗剂的制备（混悬剂）

[处方]

沉降硫磺	1.5g
硫酸锌	1.5g
樟脑醑	12.5mL
甘油	2.0mL
蒸馏水	加至 50mL

[制法]

（1）将处方量硫酸锌溶于 12.5mL 蒸馏水中，过滤，得硫酸锌水溶液。

（2）取处方量沉降硫磺置研钵中，加甘油 2.0mL，充分研磨。

（3）往研钵中缓缓加入硫酸锌水溶液，研匀。

（4）按处方量缓缓加入樟脑醑，边加边研匀。

（5）加蒸馏水至全量 50mL，混匀即得。

[注解]

（1）本品具有保护皮肤及抑制皮脂分泌的作用。适用于脂溢性皮肤病、痤疮及酒糟鼻等。

（2）药用硫磺由于加工处理的方法不同，分为精制硫磺、沉降硫磺、升华硫磺，其中以沉降硫磺的颗粒最细，易制成细腻且易于分散的成品，故选用沉降硫磺为佳。

（3）硫磺为强疏水性物质，不易被水润湿，颗粒表面易吸附空气而形成气膜，故易积聚浮于液面。在制备混悬剂时，应先以甘油润湿研磨，增加表面亲水性，使其易与其他药物混悬均匀。

（4）樟脑醑为樟脑的浓乙醇溶液，应以细流缓缓加入，并急速搅拌，使樟脑不致析出大颗粒。

（5）本品禁用软肥皂（高级脂肪酸钾盐）作为润湿剂，因为其可与处方中的硫酸锌生成不溶性二价皂。

[质量检查]

（1）成品外观、性状检查。

（2）测定沉降容积比并绘制沉降曲线。

（3）再分散性检查。

沉降容积比检查方法

将复方硫磺洗剂倒入有刻度的量筒中，塞住管口同时振摇若干次，放置 5min、10min、30min、60min、90min 和 120min 后，记录各个时刻的沉降高度（H_0 为初始总高度，H 为放置一定时间后的沉降高度），计算各个放置时间的沉降容积比（F），$F=\dfrac{H}{H_0}$。以时间为横坐标，沉降容积比为纵坐标，绘制沉降曲线（图 2-2-13）。

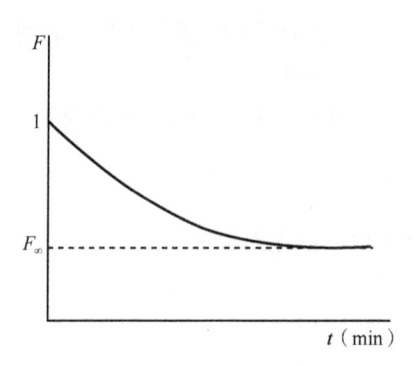

图 2-2-13　混悬剂沉降曲线

再分散性检查方法

将混悬剂放置 120min 后，将试管倒置翻转（即±180°为一次），记录试管底沉降物分散完全的翻转次数。

四、实验结果与讨论

1. 观察并记录所得各种液体制剂的外观、性状。
2. 观察并记录碘化钾溶解的水量，以及加入碘的溶解速度。
3. 在薄荷水处方中，比较两种不同分散剂所制得的薄荷水（Ⅰ号和Ⅱ号）在外观、澄明度、气味等方面的异同。
4. 单糖浆的色泽是否因加热时间过长而发生改变，含糖量的测定结果。
5. 樟脑醑遇水产生的现象及原因。
6. 描述两种方法制成的胃蛋白酶合剂的外观性状差异，记录凝乳时间于表中，并计算相应的活力（表 2-2-1）。

表 2-2-1　胃蛋白酶活力测定结果

胃蛋白酶合剂制备方法	凝乳时间	活力单位
Ⅰ法		
Ⅱ法		

7. 绘制显微镜下乳滴的形态图。

8. 记录石灰搽剂和液体石蜡乳的乳剂类型鉴别实验（稀释法、染色镜检法）的现象和判断的结果，以及乳滴粒径的测定结果（表2-2-2）。

表 2-2-2　乳剂质量检查结果

鉴别项		石灰搽剂		液体石蜡乳	
外观					
染色剂		内相	外相	内相	外相
	苏丹红				
	亚甲蓝				
最大粒径（μm）					
最多粒径（μm）					
结论					

9. 记录复方硫磺洗剂沉降容积比（表2-2-3）和沉降物再分散实验的测定结果。

表 2-2-3　复方硫磺洗剂沉降容积比测定结果

时间（min）	高度 H（cm）	沉降容积比
0		
5		
10		
30		
60		
90		
120		
翻转次数		

10. 以沉降容积比 F 为纵坐标，时间为横坐标，绘出复方硫磺洗剂的沉降曲线，评价制剂的沉降稳定性。

五、思考题

1. 复方碘溶液中碘化钾的作用和作用原理是什么？
2. 薄荷水制备中，滑石粉的作用是什么？能否用其他物质代替？薄荷水还有哪些制备方法？
3. 单糖浆中为何不用加防腐剂？为何要采用热溶法制备单糖浆？
4. 简述影响胃蛋白酶活力的因素及其预防措施。
5. 简述石灰搽剂的制备原理。
6. 干胶法与湿胶法的差别是什么？如何确定初乳中油、水、胶的比例？
7. 在复方硫磺洗剂的制备过程中，将樟脑醑加到水中时，注意观察所发生的现象，分析原因，讨论如何使产品微粒不至于太粗。
8. 混悬剂的稳定性与哪些因素有关？

（编写老师：凌家俊）

实验三 片剂的制备

（基础性实验）

一、目的要求

1. 掌握湿法制粒压片法的一般工艺。
2. 掌握片剂的常规质量检查的要求及方法。
3. 熟悉压片机的构造、原理及使用方法。

二、实验原理

1. 片剂概述

片剂（tablet）是药物与适宜的辅料混匀后，压制而成的圆片状或异形片状的剂型，主要供内服，部分外用。片剂具有疗效可靠、稳定性好、利于生产、使用方便、品种多样等特点，是目前临床上广泛应用的剂型。片剂按用法可分为口服片剂、口腔用片剂、外用片剂、皮下给药片剂等，其中最常见的是口服片剂（图 2-3-1）。

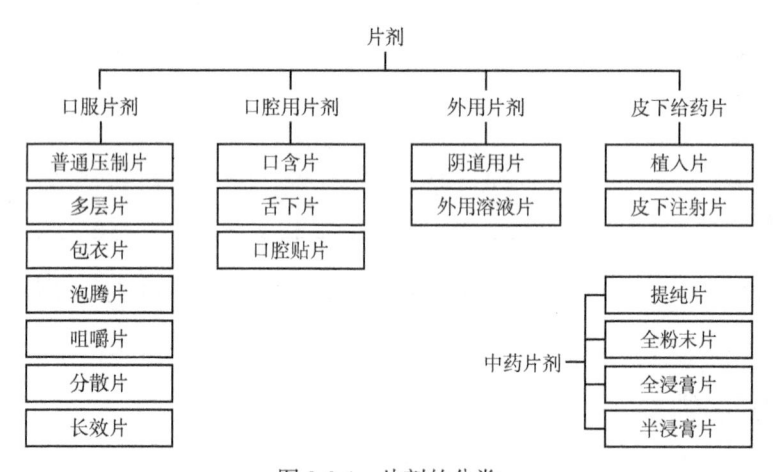

图 2-3-1 片剂的分类

用于制备片剂的辅料种类繁多，包括稀释剂、吸收剂、黏合剂、润湿剂、润滑剂、崩解剂等，其作用主要体现在利于压制成形和利于崩解释药两方面（图 2-3-2）。稀释剂主要用于解决主药量过少或物料黏性过大的问题；吸收剂主要用于吸收液体组分。常见品种有淀粉、糊精、糖粉、乳糖、预胶化淀粉、微晶纤维素、硫酸钙、磷酸氢钙、甘露醇等。润湿剂和黏合剂主要赋予物料足够的黏性，便于制粒和压片。常见品种有水、乙醇、淀粉浆、纤维素及其衍生物、聚维酮（PVP，聚乙烯吡咯烷酮）、胶浆、聚乙二醇溶液（PEG4000、PEG6000）、糖浆、炼蜜、液状葡萄糖等。润滑剂具有润滑、抗黏和助流的作用，主要用于解决压片时颗粒或粉末流动性差的问题。常见品种有硬脂酸镁、氢化植物油、聚乙二醇、十二烷基硫酸钠、微粉硅胶、滑石粉等。润滑剂必须在压片前加入干颗粒或粉末。崩解剂则主要用于解决用药之后，片剂在体内难以崩解释药的问题。常见品种有干淀粉、羧甲基淀粉钠（CMS-Na，淀粉乙醇酸钠）、低取代羟丙基纤维素（L-HPC）、交联羧甲纤维素钠（CCMC-Na）、交联聚维酮（PVPP）、泡腾崩解剂等。

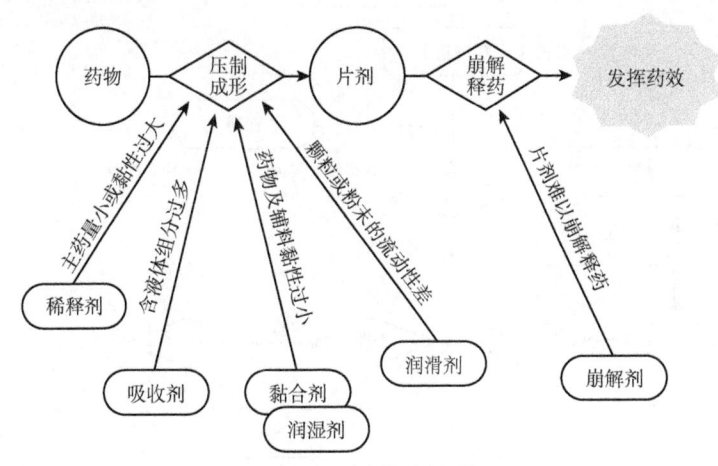

图 2-3-2　片剂辅料的作用

片剂的制备方法分为两类：直接压片法和制粒压片法，其中制粒压片法又分为湿法制粒压片法、干法制粒压片法及空白颗粒压片法（图 2-3-3）。直接压片法，是指将药物和所有辅料混合均匀后直接进行压片的方法，如果药物为粉末状态，称为粉末直接压片法；如果药物为结晶状态，称为结晶药物直接压片法。湿法制粒压片法是将物料经湿法制粒干燥后进行压片的方法；干法制粒压片法是将物料经干法制粒后进行压片的方法；空白颗粒压片法（又称半干式颗粒压片法）是将药物粉末和预先制好的辅料颗粒（空白颗粒）混合后进行压片的方法。实际工作中要根据药物的稳定性（湿、热）、粉体的流动性与可压性、工艺的复杂程度、辅料的经济性等方面的要求，选择合适的压片工艺。

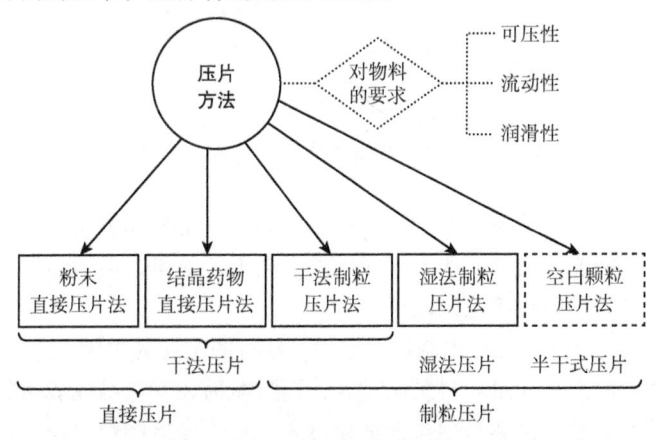

图 2-3-3　片剂制备方法的分类

2. 湿法制粒压片法工艺

湿法制粒压片法是将物料经湿法制粒工艺制成干燥颗粒后进行压片的方法。湿法制粒工艺又有多种，如挤出制粒、流化床制粒、喷雾制粒、滚转制粒、剪切制粒等，其中基于挤出制粒工艺的湿法制粒压片法是比较常见的方法（图 2-3-4）。该法的工艺要点如下：

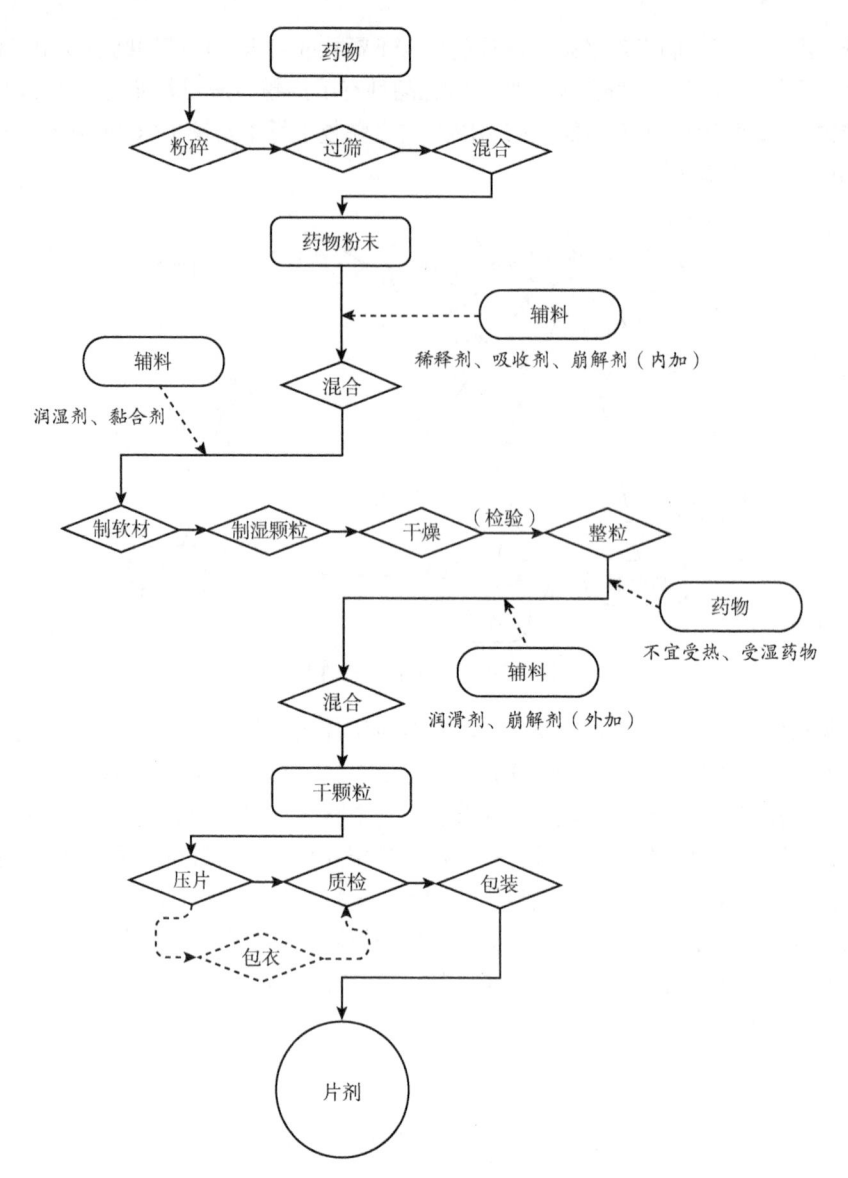

图 2-3-4　基于挤出制粒法的湿法制粒压片工艺流程

（1）物料流动性和可压性符合要求：物料的流动性好是冲模填料准确的前提，物料的可压性是保证片剂机械强度的前提。粉末直接压片虽然工艺简单，但很多情况下流动性和可压性不能满足要求，可通过制粒工艺来改善。

（2）软材的性状应合适：在挤出制粒工艺中，软材的制备为关键工序，应以"握之成团，轻压即散"作为判断标准，如果软材黏性过大，则颗粒易相互黏结或成条状，且干燥后颗粒过硬，如果软材黏性不足，则颗粒中包含细粉过多，且干燥后颗粒过松。可通过对黏合剂的种类、用量的选择来调节软材黏性。

（3）挤压过筛制湿颗粒时力度适宜：生产中的挤出制粒工艺由摇摆式制粒机或旋转制粒机完成，如果是手工制粒，需控制好挤压的力度，防止细粉过多或挤成条状。

（4）湿颗粒干燥时的温度和时间要控制好：用于压片的干颗粒应控制好含水量，颗粒中水分过多则易黏冲，水分过少则因黏性不足而导致松片。因此，应控制好干燥温度及时间，并对干颗粒进行含水量测定（一般为3%～5%）。干燥温度依物料性质及干燥方法不同而异，对于普通药物的箱式干燥法，常用温度为50℃。

（5）整粒的操作应正确：整粒的目的是使干燥过程中结块、粘连的颗粒分散开，以得到大小均匀的颗粒。整粒时注意操作的方法，避免操作中导致颗粒过度破碎。所用的筛网孔径与制粒所用的筛网相同或略小。

（6）润滑剂应充分混匀：润滑剂可增加物料流动性，减小摩擦，并可避免黏冲，润滑剂在压片前加入干颗粒，并应充分混匀，对于某些与颗粒附着力不佳的润滑剂（如滑石粉），尤其注意充分混匀，否则可能发生黏冲。

3. 压片机简介

片剂的压片机分为单冲压片机和多冲旋转式压片机。

（1）单冲压片机：相对于多冲旋转式压片机而言，单冲压片机速度慢、产量低，多用于小规模的试制。单冲压片机的主要部件包括（图2-3-5）以下几种。

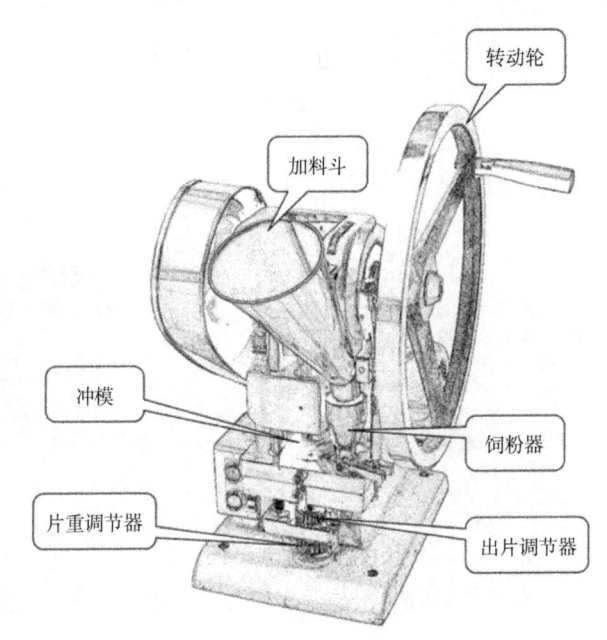

图 2-3-5　单冲压片机构造

1）加料器：包括加料斗和饲粉器，为输送粉末或颗粒进入冲模的通道，其中饲粉器兼有出片作用。

2）压缩部件（冲模）：包括上冲、下冲及模圈，为片剂压缩成形的部位，根据片剂的不同形状要求，可以整套更换。

3）各种调节器：压力调节器可调节上冲头下降的高度（实际是调节压片时上、下冲间距离），片重调节器可调节下冲头下降的深度（实际是调节填料时模孔的内部容积），出片调节器可调节下冲头推片时上升的高度（使出片时下冲头上表面正好与模圈上缘相平）。

在单冲压片机的一个压片周期中，需要经历粉料填充、上冲下压、下冲上顶、排出片剂等过程，最终完成片剂的压制，周而复始（图2-3-6）。

（2）多冲旋转式压片机：包括三层机台（上冲、模圈、下冲）、压轮、调节器、加料斗、饲粉器、刮粉器等（图2-3-7）。特点是压力均匀、效率高，主要用于片剂的大批量生产。

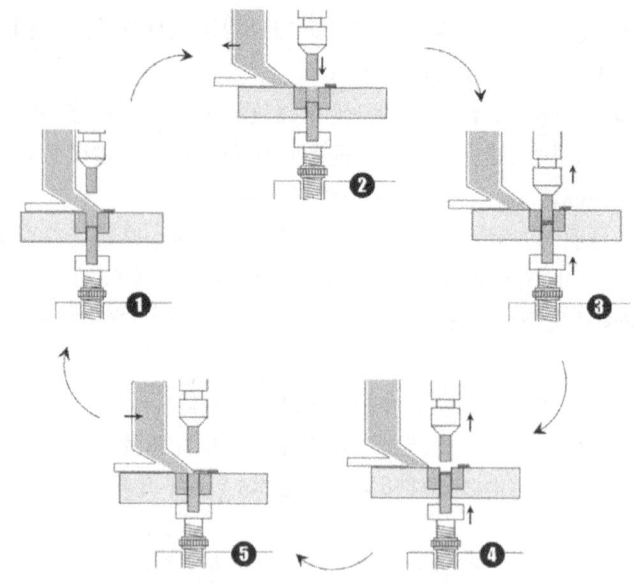

图 2-3-6　单冲压片机的一个压片周期

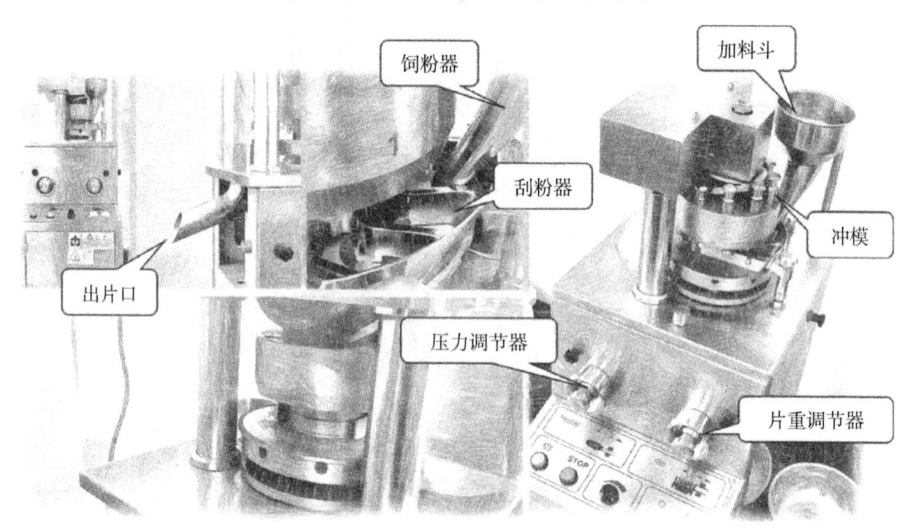

图 2-3-7　多冲旋转式压片机

4. 片剂的质量检查

片剂的质量检查项目包括外观及卫生检查、片重差异、硬度、抗张强度、脆碎度、崩解度、溶出度或释放度、含量均匀度等。

（1）片重差异：检查目的是确保片重均匀，以使用药剂量准确。检查方法是，取供试品 20 片，按《中国药典》（2020 年版）规定的片重差异限度要求和判断方法进行判定。

（2）硬度及抗张强度：检查目的是确保片剂的机械强度符合要求。硬度是指片剂所能承受的最大径向破碎力，硬度过小则易出现松片，硬度过大则可能影响崩解。硬度的检查采用硬度计来测定，单位是牛顿或千克。测定 3～6 片，取平均值。抗张强度在硬度测定的基础上，将片剂的规格也考虑进来，能更科学评价片剂的机械强度。

（3）脆碎度：检查的目的是验证片剂的抗磨损和抗振动的能力。脆碎度测定采用脆碎度测定仪，测定规定时间内的撞击作用导致片剂损失的百分数。减失重量不得超过 1%。

（4）崩解度：片剂中的药物在吸收之前需经过崩解、分散和溶出阶段，对易溶性药物而言，崩解是限速过程。片剂的崩解度测定就是检查片剂在规定的介质（人工胃液、人工肠液等）中崩解成2mm以下颗粒所需的时间，能否符合药典所规定的崩解时限。除了药典所规定的检查溶出度、释放度、融变时限及分散均匀性的片剂外，一般的口服片剂均需测定崩解度。崩解度的测定采用升降式崩解仪。《中国药典》对不同类型的片剂有不同的崩解时限要求。

三、实验内容

（一）实验材料与设备

1. 试剂与试药

维生素C、阿司匹林（乙酰水杨酸）、碳酸氢钠、淀粉、糊精、乳糖、酒石酸、枸橼酸、硬脂酸镁、滑石粉、95%乙醇等。

2. 仪器与设备

压片机、烘箱、崩解仪、硬度计、脆碎度测定仪、游标卡尺、研钵、药筛等。

（二）实验步骤

1. 阿司匹林片的制备

［处方］

乙酰水杨酸	20.0g
淀粉	3.0g
枸橼酸	0.2g
10%淀粉浆	适量
滑石粉	1.0g
共制	50片

［制法］

（1）粉碎与过筛：将乙酰水杨酸粉碎，与淀粉分别过80目筛。

（2）10%淀粉浆的制备：将0.2g枸橼酸溶于20mL蒸馏水中，再加入2.0g淀粉分散均匀，加热至80℃使糊化，冷却至温浆备用。

（3）软材的制备：称取处方量乙酰水杨酸细粉及2.0g淀粉，于研钵中研磨混匀，加入适量10%淀粉浆制软材（少量多次加入）。

（4）湿颗粒的制备：用手将软材握成团块状，用手掌压过16目筛网，制得湿颗粒。

（5）颗粒的干燥与整粒：将湿颗粒于50～60℃烘箱中干燥30min，用16目筛整粒，得干颗粒。

（6）混合与压片：将干颗粒与1.0g滑石粉和1.0g淀粉混合均匀，压片。

［注解］

（1）本品为解热镇痛类药物，用于普通感冒或流行性感冒引起的发热，也用于缓解轻至中度疼痛，如头痛、关节痛、偏头痛、牙痛、肌肉痛、神经痛、痛经等。

（2）处方中的淀粉3.0g分两次加入，其中2.0g于制软材前加入，用作内加崩解剂；另外

1.0g 于压片前加到干颗粒中,用作外加崩解剂。

（3）乙酰水杨酸稳定性差,易水解,生成对胃黏膜有强刺激性的水杨酸和乙酸,长期服用会导致胃溃疡。为解决此问题需要注意：①处方中加入相当于乙酰水杨酸量 1%的枸橼酸作为稳定剂,可避免制粒过程中乙酰水杨酸的水解；②尽量避免使用铁器,如过筛、制粒时,宜选用尼龙筛网(乙酰水杨酸在润湿状态遇铁变为淡红色)；③润滑剂不能选择含有金属离子的硬脂酸镁,可选用滑石粉；④淀粉浆温度应适宜,干燥温度避免过高。

（4）本实验采用煮浆法制备淀粉浆,加热时需不停搅拌,防止焦化(可直接加热)。浆的糊化程度以呈透明浆状为宜。加浆的温度以温浆为宜,加浆温度过高不利于药物的稳定,并使崩解剂淀粉糊化而降低崩解作用,温度太低不易分散均匀。

（5）制软材时淀粉浆要少量分次加入,并控制好用量,软材的干湿以"握之成团,轻压即散"为判断标准,且握后掌上不沾粉,即以用手紧握能成团而不粘手,用手指轻压能裂开为度。

（6）挤压过筛网制湿颗粒时,控制好手掌挤压的力度,避免搓出过多细粉,或者压出过多条状颗粒。

（7）滑石粉要充分混匀,否则易发生黏冲。

[质量检查]

（1）成品外观、性状检查。

（2）片重差异、硬度、抗张强度、脆碎度及崩解度检查。

2. 碳酸氢钠片的制备

[处方]

碳酸氢钠	20.0g
淀粉	2.0g
10%淀粉浆	适量
硬脂酸镁	0.6%或3%
共制	50 片

[制法]

（1）10%淀粉浆的制备：将淀粉2.0g均匀分散到20mL蒸馏水中,加热至80℃使糊化,冷却至温浆备用。

（2）软材的制备：称取处方量碳酸氢钠及淀粉,于研钵中研磨混匀,加入淀粉浆适量制软材（少量多次加入）。

（3）湿颗粒的制备：用手将软材握成团块状,用手掌压过16目筛网,制得湿颗粒。

（4）颗粒的干燥与整粒：将湿颗粒于50~65℃烘箱中干燥30min,用16目筛整粒,得干颗粒,干颗粒称重。

（5）混合与压片：称取相当于干颗粒重量0.6%（或3%）的硬脂酸镁,加入到干颗粒中,混合均匀,压片。

[注解]

（1）本品为抗酸类非处方药。用于缓解胃酸过多引起的胃痛、胃灼热感（烧心）、反酸。

（2）本实验采用煮浆法制备淀粉浆,加热时需不停搅拌,防止焦化。浆的糊化程度以呈透明浆状为宜。加浆的温度以温浆为宜,加浆温度过高不利于药物的稳定,并使崩解剂淀粉糊化而降低崩解作用，温度太低不易分散均匀。

（3）制软材时淀粉浆要少量分次加入，并控制好用量，软材的干湿以"握之成团，轻压即散"为判断标准，且握后掌上不沾粉，即以用手紧握能成团而不粘手，用手指轻压能裂开为度。

（4）挤压过筛网制湿颗粒时，控制好手掌挤压的力度，避免搓出过多细粉，或者压出过多条状颗粒。

（5）湿颗粒干燥温度不宜过高，因为碳酸氢钠在潮湿情况下受高温易分解，生成碳酸钠，使颗粒表面带黄色。为了使颗粒干燥速度加快，可先在50℃下干燥，除去大部分水分，再逐渐升温至65℃左右，使完全干燥。

（6）方中硬脂酸镁采用了不同的加入量（0.6%和3%），目的是考察其对片剂硬度和崩解时间的影响。

[质量检查]

（1）成品外观、性状检查。

（2）片重差异、硬度、抗张强度、脆碎度及崩解度检查。

3. 维生素C片的制备

[处方]

维生素C	5.0g
淀粉	2.0g
糊精	3.0g
酒石酸	0.1g
50%乙醇	适量
硬脂酸镁	0.1g
共制	50片

[制法]

（1）润湿剂的准备：将酒石酸溶解于适量50%乙醇，作为润湿剂。

（2）软材的制备：取处方量维生素C，置于研钵中研细；加入处方量淀粉、糊精，混合均匀；将润湿剂适量加入到混合粉末中，制软材。

（3）湿颗粒的制备：用手将软材握成团块状，用手掌压过18目筛网，制得湿颗粒。

（4）颗粒的干燥与整粒：湿颗粒于60～70℃烘箱干燥（含水量控制在1.5%以下），用18目筛整粒，得干颗粒。

（5）混合与压片：将整粒后的干颗粒与硬脂酸镁混匀后压片。

[注解]

（1）本品又称为抗坏血酸片，用于预防维生素C缺乏病（坏血病），也可用于各种急、慢性传染疾病及紫癜等的辅助治疗。

（2）维生素C：在润湿状态较易分解变色，尤其是在与金属（如铜、铁）接触时，更易于变色。因此，应尽量缩短制粒时间，并宜在60℃以下干燥。

（3）酒石酸对金属离子有络合作用，因此，在处方中加入酒石酸用以防止维生素C遇金属离子变色。也可改用2%枸橼酸，同样具有稳定作用。

（4）由于酒石酸的量小，为混合均匀，宜先将其溶入适量润湿剂50%乙醇中。

[质量检查]

（1）成品外观、性状检查。

（2）片重差异、硬度、抗张强度、脆碎度及崩解度检查。

4. 片剂的质量检查

根据《中国药典》（2020年版）制剂通则规定，对片剂的质量要求主要有以下几个方面：片剂外观应完整光洁、色泽均匀；含量和重量差异符合要求；硬度适中；普通口服片应符合崩解时限或溶出度要求（凡检查溶出度的片剂，不再检查崩解时限）；小剂量药物或作用比较剧烈的药物，应符合含量均匀度的要求（凡检查含量均匀度的片剂，不再检查重量差异）；符合有关卫生学的要求。取前面制得的片剂中的任意一种，按以下方法完成质量检查。

（1）片重差异检查：取20片精密称定重量，求得平均片重，再称定各片的重量。按下式计算单个片剂的片重差异：

$$片重差异（\pm\%）=\frac{单个片重-平均片重}{平均片重}\times 100$$

《中国药典》（2020年版）规定：①0.3g以下的药片的重量差异限度小于±7.5%，0.3g或0.3g以上者重量差异限度为小于±5%（表2-3-1）。②超出重量差异限度的药片不得多于2片，并不得有1片超过限度的1倍。

表 2-3-1　《中国药典》规定的片剂重量差异限度

平均片重或标示片重	重量差异限度
0.30g 以下	±7.5%
0.30g 及 0.30g 以上	±5%

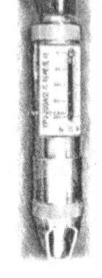

（2）硬度和抗张强度检查

1）硬度检查（F）：应用片剂硬度测定仪进行测定（图2-3-8）。将药片径向固定在两横杆之间，其中横杆借助弹簧沿水平方向对片径向加压，当片剂破碎时，活动横杆的弹簧停止加压，仪器刻度盘上所标示的压力即为硬度。共测6片，取平均值。

2）抗张强度计算（T_s）：利用游标卡尺测定片剂的直径（D）和厚度（L），按下式计算抗张强度：

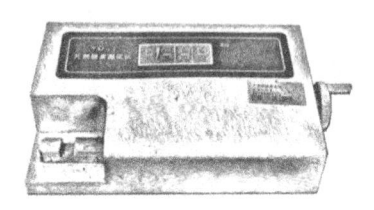

图 2-3-8　片剂硬度测定仪

$$T_s=\frac{2F}{\pi DL}$$

（3）脆碎度检查：脆碎度（Bk）使用脆碎度测定仪测定。测定仪的转筒内有一自中心向外壁延伸的弧形隔片，圆筒固定于水平转轴上，转轴与电机相连，当使圆筒转动时，每转动一圈，片剂滚动或滑落至筒壁或其他片剂上产生撞击力（图2-3-9）。测定时，片重为0.65g或以下者，取若干片，使其总重约为6.5g；片重为0.65g以上者，取10片。取得片剂后，用吹风机吹去片剂脱落的粉末，精密称重，记录。置圆筒中转动100次（默认25转/分，旋转4min共计100转），

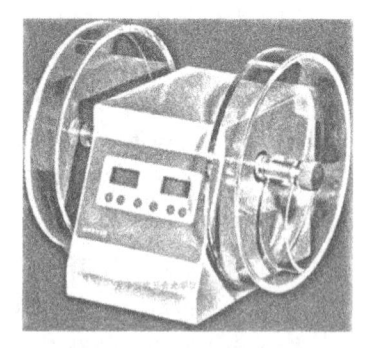

图 2-3-9　片剂脆碎度测定仪

取出，同法除去粉末，精密称重，记录。按下式计算脆碎度值：

$$Bk = \frac{试验前片重 - 试验后片重}{试验前片重} \times 100\%$$

减失重量不得超过1%，且不得检出断片、龟裂及粉碎的片。

实验中按以上方法重复测定3批，记录数据并计算平均值。

（4）崩解度检查：采用升降式崩解仪测定。测定仪有一个能升降的金属支架，下端为镶有筛网的吊篮，并附有挡板（图2-3-10）。测定时，取药片6片，分别置于吊篮的玻璃管中，每管各加1片，开动仪器使吊篮浸入37℃±1.0℃的水中，按一定的频率（30～32次/分）和幅度（55mm±2mm）往复运动。从片剂置于玻璃管开始计时，至片剂破碎并全部固体粒子都通过玻璃管底部的筛网分散完全为止，该时间即为该片剂的崩解时间，应符合片剂崩解时限（一般压制片为15min）的规定（表2-3-2）。如有1片不符合要求，应另取6片复试，均应符合规定。

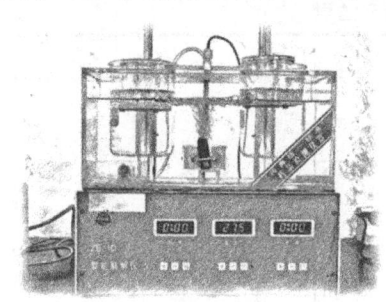

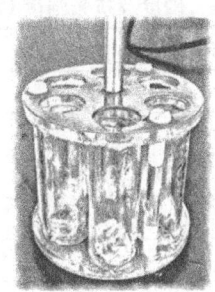

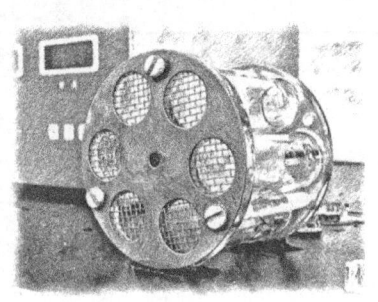

图 2-3-10　片剂升降式崩解仪

表 2-3-2　《中国药典》（2020年版）规定的片剂崩解时限

片剂类型	普通片	浸膏片、半浸膏片、粉末片	糖衣片	薄膜衣片	肠溶衣片
崩解时限（min）	15	30	60	30	人工胃液中2h不崩解或溶解，人工肠液中1h内崩解或溶解

四、实验结果与讨论

1. 描述所制得的各片剂的外观、性状，包括色泽、表观光洁度和均匀度、手指按压硬度等直观感受。

2. 片重差异检查中，记录各片剂的片重，计算平均片重和相对标准差（RSD）值，对检查结果进行评价和判定，并分析原因（表2-3-3）。

表 2-3-3　片重差异测定结果

编号	片重（mg）	编号	片重（mg）	结果
1		5		
2		6		平均片重：
3		7		RSD：
4		8		结果判定

续表

编号	片重（mg）	编号	片重（mg）	结果
9		15		
10		16		分析原因：
11		17		
12		18		
13		19		
14		20		

3. 硬度和抗张强度检查中，记录6个片的硬度测定值、直径（D）及厚度（L），计算硬度及抗张强度的平均值，对检查结果进行评价和判定，并分析原因（表2-3-4）。

表 2-3-4　硬度及抗张强度测定结果

编号	硬度（N）	直径（mm）	厚度（mm）	抗张强度（MPa）	结果
1					结果判定：
2					
3					分析原因：
4					
5					
6					
平均					

4. 脆碎度检查中，记录3批片剂的试验前后总片重，计算脆碎度及其平均值，对结果进行判定并分析原因（表2-3-5）。

表 2-3-5　片剂脆碎度测定结果

批号	片数	试验前重量（g）	试验后重量（g）	脆碎度（%）	结果
1					结果判定：
2					原因分析：
3					
平均					

5. 崩解度检查中，记录所测定6个片的硬度值，按《中国药典》（2020年版）中对片剂崩解时限的规定及判定方法，对实验所制得片剂的崩解性能进行判定（表2-3-6）。在碳酸氢钠片的制备中使用了润滑剂硬脂酸镁的不同加入量，为验证润滑剂加入量对片剂硬度及崩解时间的影响，还应分别记录并比较两者的差异，分析产生差异的原因（表2-3-7）。

表 2-3-6　片剂崩解度测定结果

编号	1	2	3	4	5	6
崩解时间（min）						
结果	结果判定：					
	原因分析：					

表 2-3-7　硬脂酸镁加入量对碳酸氢钠片的硬度及崩解时间的影响

硬脂酸镁	硬度（N）							崩解时间（min）						
	1	2	3	4	5	6	平均	1	2	3	4	5	6	平均
0.6%														
3.0%														
结果	结果判定： 原因分析：													

五、思考题

1. 片剂制备过程中，物料必须具备的三大要素是什么？为什么？
2. 片剂硬度检查、崩解时限检查、重量差异检查不合格的可能原因分别是什么？
3. 在阿司匹林片和维生素 C 片的制备过程中，分别采用了哪些方法来避免药物被破坏或分解？
4. 在单冲压片机的构造部件中，与片剂成形有关的调节器有哪些？它们的调节原理分别是什么？

（编写老师：凌家俊）

实验四 滴丸的制备

（基础性实验）

一、目的要求

1. 掌握滴制法制备滴丸的原理及操作要点。
2. 熟悉滴丸的常用基质和冷凝介质。
3. 熟悉滴丸的质量评价要求和方法。
4. 熟悉影响滴丸质量的主要因素及控制方法。

二、实验原理

1. 滴丸概述

滴丸剂是指固体或液体药物与适宜的基质加热熔融混匀后，滴入不相混溶的冷凝液（或称冷凝介质）中，收缩冷凝而制成的球形或类球形制剂。滴丸可根据需要制成高效、速效或长效制剂，还可实现液体药物固体化，而且药物适应范围广（口服、腔道、外用），易于生产，质量易控制。但是也存在品种较少（基质、冷凝介质）、服用剂量大（载药量小、丸重小于100mg）等不足。

滴丸的制备是基于固体分散法原理，采用一种熔点较低的水溶性基质或脂溶性基质将主药溶解或混悬后，立即滴入一种不相混溶的冷凝液（或称冷凝介质）中，由于熔融物表面张力的作用而收缩成为球形丸粒。因为药物以溶解、乳化或混悬等形式高度均匀分散在基质中，故有利于提高药物的生物利用度。滴丸的基质有水溶性和脂溶性两种类型，前者由于药物的分散性和基质的可溶性，可以实现速效。

基质是滴丸的赋形剂，与滴丸的成形、溶散时限及稳定性等有着密切关系。水溶性基质常用的有聚乙二醇（PEG）、泊洛沙姆、甘油明胶等，其中，尤以 PEG-4000 或 PEG-6000 最为多用，其熔点低（PEG-4000 熔点为 50～58℃，PEG-6000 熔点为 55～63℃），毒性小，化学性质稳定，对药物的溶解性能良好，易溶于水和多数极性有机溶剂，在胃肠道内，能显著提高药物的溶出速率。脂溶性基质有硬脂酸、单硬脂酸甘油酯、氢化植物油等，可延缓或控制药物释放，也可与水溶性基质合用，以调节药物的溶出速率，增加药物的溶解量或有利于滴丸的成形。

冷凝液的相对密度应小于或大于基质，但二者不宜相差较大，以免小丸上浮或下沉过快。水溶性基质常用液体石蜡或液体石蜡与煤油的混合液作冷凝液，脂溶性基质常用水或乙醇作冷凝液。

2. 滴丸的制备工艺

滴制法制备滴丸工艺流程包括备料，配药液，滴制，冷凝成丸，除油，质量检查及包装。备料阶段包括药物及附加剂的处理及基质和冷凝液的选择，其中基质要根据药物的不同性质和医疗用途进行选择。配药液是指先将基质加热熔化，然后将药物以不同形式分散到基质中混合均匀，得到药物和基质混合的熔融物的过程。滴制和冷凝成丸，是指在滴丸的滴制设备中，在保温的条件下，将混合后的药液通过不同规格的滴头，滴入到充满了冷凝液的冷却柱中，利用界面张力的作用，收缩成丸的过程。除油，是指将成形后的滴丸表面所黏附的冷凝液除去的过程。质量检查包括外观检查、重量差异检查及溶散时限检查。

3. 滴制法制备滴丸的装置及操作要点

在滴制生产中,有专用的设备用于滴丸的制备,设备的组成包括了药物调剂供给系统、在线清洗系统、动态收集系统、循环冷却系统等模块。需要注意的是,根据药液与冷凝液相对密度的不同,滴制的方向有由上至下和由下至上之分。滴丸机工作原理如图 2-4-1 所示。

在本次实验中,利用自制简易装置实现滴丸的制备(图 2-4-2)。利用滴管模拟滴丸机的滴头,在量筒中装入冷凝液来模拟滴丸机的冷却柱,外侧用大烧杯装入冰水混合物来提供恒温冷却系统。在该简易装置中,无法保证滴头部位的药液恒温,故需在滴制中防止药液在滴入前凝固,其他注意事项在后面说明。

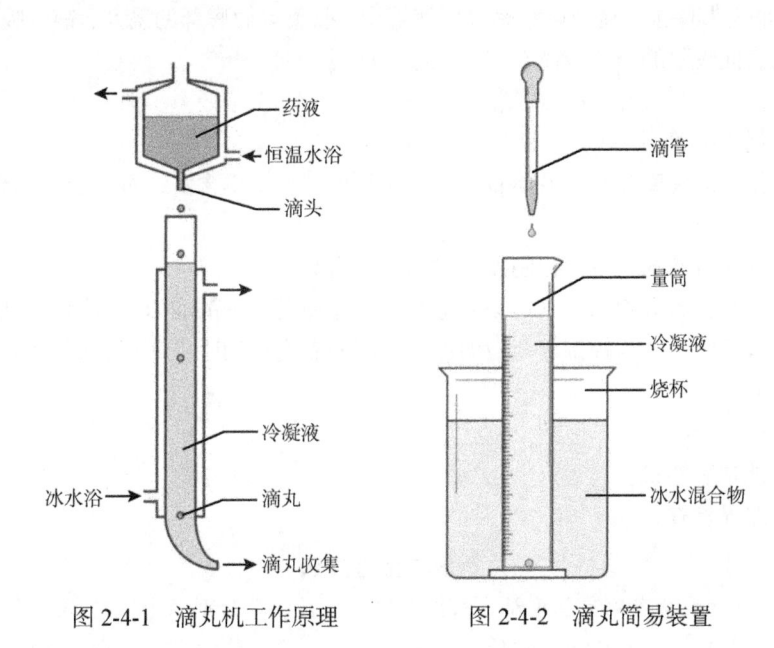

图 2-4-1 滴丸机工作原理　　图 2-4-2 滴丸简易装置

三、实验内容

(一)实验材料与设备

1. 试剂与试药

PEG-6000,氯霉素,苏合香酯,冰片,液体石蜡,酒石酸锑钾,甘油,明胶。

2. 仪器与设备

滴管,量筒(250mL),烧杯(1000mL),恒温水浴锅,小型滴丸机,天平,研钵,崩解仪,紫外分光光度计,制冰机。

(二)实验步骤

1. 氯霉素丸的制备

[处方]

氯霉素	1.0g
PEG-6000	9.0g

[制法]

（1）组装简易滴丸装置：取 250mL 规格的量筒，将预先冷却好的液体石蜡装入量筒中，组成冷却柱；取 1000mL 规格的烧杯，装入碎冰和少量冷水组成冰水混合物；将装有液体石蜡的量筒埋入冰水混合物中；准备好滴管，待用（图 2-4-2）。

（2）配药液：称取 PEG-6000 9.0g，置小烧杯中，水浴加热至熔化，再加入氯霉素 1.0g，搅拌溶解得熔融液，保温待用。

（3）滴制和冷凝成丸：用滴管（滴口直径约 3mm）吸取药液，让滴管的滴头部位对准冷却柱中的液体石蜡，滴头部位约距液面 6cm，缓缓滴入，滴毕，放置约 10min。

（4）收集滴丸和除油：将液体石蜡倾回容器中，收集量筒底部的滴丸，铺于吸水纸张上，小心除去滴丸表面吸附的残余液体石蜡，拭净，即得。

[注解]

（1）本制剂为抗菌药。

（2）装冷凝液的量筒在倾入液体石蜡前，必须保证干燥不含水，否则会影响滴丸的成形与外观。

（3）注意液体石蜡的装量，控制冷却柱的高度适宜。

（4）配药液时，熔融液内的气泡必须除尽，才能使药物分散均匀，且滴丸外形光滑。

（5）滴制过程中，注意控制好药液温度、冷凝液温度、滴距、滴速、滴头的位置等影响滴丸成形的因素。

[质量检查]

（1）成品外观、性状。

（2）丸重差异检查。

丸重差异检查方法

取供试品 20 丸，精密称定总重量，求得平均丸重后，再分别精密称定各丸的重量，每丸重量与标示丸重相比较（无标示丸重的，与平均丸重比较），按表 2-4-1 中的规定，超出重量差异限度的丸剂不得多于 2 丸，并不得有 1 丸超出限度 1 倍。

表 2-4-1 《中国药典》（2020 年版）规定的滴丸重量差异限度

平均丸重	重量差异限度
0.03g 及 0.03g 以下	±15%
0.03g 以上至 0.1g	±12%
0.1g 以上至 0.3g	±10%
0.3g 以上	±7.5%

（3）溶散时限检查。

溶散时限检查方法

采用《中国药典》（2020 年版）片剂崩解时限项下规定的装置进行测定，根据丸径不同，选择适当孔径筛网的吊篮（其中丸剂直径在 2.5mm 以下的，用孔径约 0.42mm 的筛网）。取供试品 6 丸测定，应在 30min 内全部溶散。

3. 滴制法制备滴丸的装置及操作要点

在滴制生产中，有专用的设备用于滴丸的制备，设备的组成包括了药物调剂供给系统、在线清洗系统、动态收集系统、循环冷却系统等模块。需要注意的是，根据药液与冷凝液相对密度的不同，滴制的方向有由上至下和由下至上之分。滴丸机工作原理如图 2-4-1 所示。

在本次实验中，利用自制简易装置实现滴丸的制备（图 2-4-2）。利用滴管模拟滴丸机的滴头，在量筒中装入冷凝液来模拟滴丸机的冷却柱，外侧用大烧杯装入冰水混合物来提供恒温冷却系统。在该简易装置中，无法保证滴头部位的药液恒温，故需在滴制中防止药液在滴入前凝固，其他注意事项在后面说明。

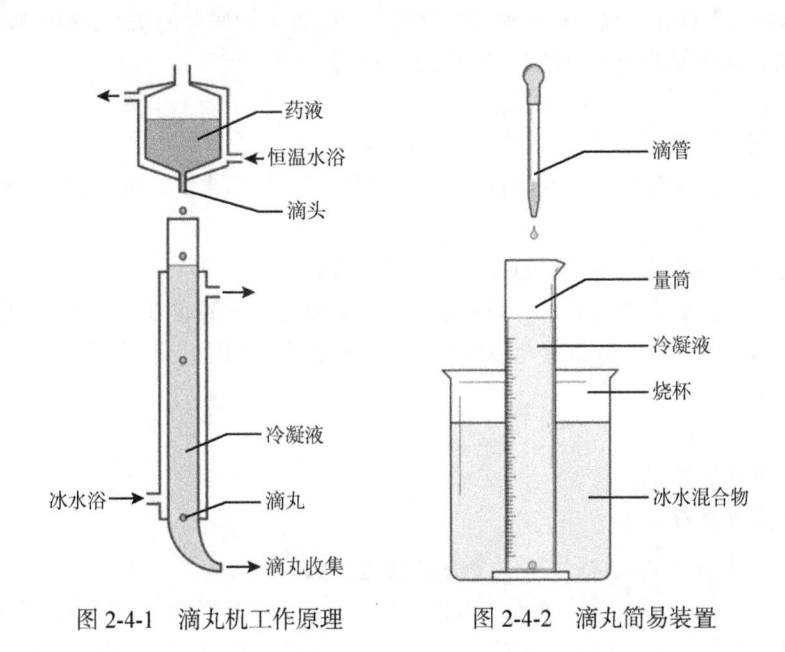

图 2-4-1 滴丸机工作原理　　图 2-4-2 滴丸简易装置

三、实验内容

（一）实验材料与设备

1. 试剂与试药

PEG-6000，氯霉素，苏合香酯，冰片，液体石蜡，酒石酸锑钾，甘油，明胶。

2. 仪器与设备

滴管，量筒（250mL），烧杯（1000mL），恒温水浴锅，小型滴丸机，天平，研钵，崩解仪，紫外分光光度计，制冰机。

（二）实验步骤

1. 氯霉素丸的制备

[处方]

氯霉素	1.0g
PEG-6000	9.0g

[制法]
（1）组装简易滴丸装置：取 250mL 规格的量筒，将预先冷却好的液体石蜡装入量筒中，组成冷却柱；取 1000mL 规格的烧杯，装入碎冰和少量冷水组成冰水混合物；将装有液体石蜡的量筒埋入冰水混合物中；准备好滴管，待用（图 2-4-2）。
（2）配药液：称取 PEG-6000 9.0g，置小烧杯中，水浴加热至熔化，再加入氯霉素 1.0g，搅拌溶解得熔融液，保温待用。
（3）滴制和冷凝成丸：用滴管（滴口直径约 3mm）吸取药液，让滴管的滴头部位对准冷却柱中的液体石蜡，滴头部位约距液面 6cm，缓缓滴入，滴毕，放置约 10min。
（4）收集滴丸和除油：将液体石蜡倾回容器中，收集量筒底部的滴丸，铺于吸水纸张上，小心除去滴丸表面吸附的残余液体石蜡，拭净，即得。

[注解]
（1）本制剂为抗菌药。
（2）装冷凝液的量筒在倾入液体石蜡前，必须保证干燥不含水，否则会影响滴丸的成形与外观。
（3）注意液体石蜡的装量，控制冷却柱的高度适宜。
（4）配药液时，熔融液内的气泡必须除尽，才能使药物分散均匀，且滴丸外形光滑。
（5）滴制过程中，注意控制好药液温度、冷凝液温度、滴距、滴速、滴头的位置等影响滴丸成形的因素。

[质量检查]
（1）成品外观、性状。
（2）丸重差异检查。

丸重差异检查方法

取供试品 20 丸，精密称定总重量，求得平均丸重后，再分别精密称定各丸的重量，每丸重量与标示丸重相比较（无标示丸重的，与平均丸重比较），按表 2-4-1 中的规定，超出重量差异限度的丸剂不得多于 2 丸，并不得有 1 丸超出限度 1 倍。

表 2-4-1　《中国药典》(2020 年版)规定的滴丸重量差异限度

平均丸重	重量差异限度
0.03g 及 0.03g 以下	±15%
0.03g 以上至 0.1g	±12%
0.1g 以上至 0.3g	±10%
0.3g 以上	±7.5%

（3）溶散时限检查。

溶散时限检查方法

采用《中国药典》(2020 年版)片剂崩解时限项下规定的装置进行测定，根据丸径不同，选择适当孔径筛网的吊篮（其中丸剂直径在 2.5mm 以下的，用孔径约 0.42mm 的筛网）。取供试品 6 丸测定，应在 30min 内全部溶散。

2. 酒石酸锑钾滴丸的制备

[处方]

酒石酸锑钾	0.4g
明胶	3.5g
甘油	3.0g
蒸馏水	适量
共制	10.0g

[制法]

（1）组装简易滴丸装置：取 250mL 规格的量筒，将预先冷却好的液体石蜡装入量筒中，组成冷却柱；取 1000mL 规格的烧杯，装入碎冰和少量冷水组成冰水混合物；将装有液体石蜡的量筒埋入冰水混合物中；准备好滴管，待用（图 2-4-2）。

（2）配药液：①称取酒石酸锑钾 0.3g，溶于 3.1g 水中（适当加热使之溶解），降至室温；称取明胶 3.5g，加入到前述溶液中，浸泡，至充分溶胀后，加热搅拌，使明胶溶解，得含药明胶溶液 A。②另称取酒石酸锑钾 0.1g，溶解于甘油 3.0g 中，适当加热，得含药溶液 B。③将 A 和 B 混合均匀，得药液，保温待用。

（3）滴制和冷凝成丸：用滴管（滴口直径约 3mm）吸取药液，让滴管的滴头部位对准冷却柱中的液体石蜡，滴头部位约距液面 6cm，缓缓滴入，滴毕，放置约 10min。

（4）收集滴丸和除油：将液体石蜡倾回容器中，收集量筒底部的滴丸，铺于吸水纸张上，小心除去滴丸表面吸附的残余液体石蜡，拭净，即得。

[注解]

（1）装冷凝液的量筒在倾入液体石蜡前，必须保证干燥不含水，否则会影响滴丸的成形与外观。

（2）注意液体石蜡的装量，控制冷却柱的高度适宜。

（3）配药液时，由于酒石酸锑钾的溶解度较小，所以分成两部分分别溶于水和甘油。明胶的溶解需要浸泡使之充分溶胀。混合时，气泡要尽量除尽，才能使药物分散均匀，且滴丸外形光滑。

（4）滴制过程中，注意控制好药液温度，并注意加热时间，过度的加热可能使水分蒸发导致药液失水。此外，需要注意冷凝介质温度、滴距、滴速、滴头的位置等影响滴丸成形的因素。

[质量检查]

（1）成品外观、性状。

（2）丸重差异检查。（检查方法参见"氯霉素滴丸的制备"项下）

（3）溶散时限检查。（检查方法参见"氯霉素滴丸的制备"项下）

3. 苏冰滴丸的制备

[处方]

苏合香酯	1.0g
冰片	2.0g
PEG-6000	7.0g

[制法]

（1）组装简易滴丸装置：取 250mL 规格的量筒，将预先冷却好的液体石蜡装入量筒中，组成冷却柱；取 1000mL 规格的烧杯，装入碎冰和少量冷水组成冰水混合物；将装有液体石蜡的量筒埋入冰水混合物中；准备好滴管，待用（图 2-4-2）。

（2）配药液：取处方量 PEG-6000 置小烧杯中，水浴加热至熔化，加入苏合香酯及冰片搅拌均匀至熔化，得熔融液，保温待用。

（3）滴制和冷凝成丸：用滴管（滴口直径约3mm）吸取药液，让滴管的滴头部位对准冷却柱中的液体石蜡，滴头部位约距液面6cm，缓缓滴入，滴毕，放置约10min。

（4）收集滴丸和除油：将液体石蜡倾回容器中，收集量筒底部的滴丸，铺于吸水纸张上，小心除去滴丸表面吸附的残余液体石蜡，拭净，即得。

［注解］

（1）本品是冠心苏合丸改良而成的中药滴丸，具有芳香开窍、理气止痛的功效。主治冠状动脉病变引起的心绞痛、心肌梗死、胸闷等症。

（2）冰片在与基质混匀前应先研细，实验室的研磨操作可在研钵中进行，并可加入少许乙醇共研（加液研磨法），以利于冰片粉碎并使其粒子更加细腻。

（3）装冷凝液的量筒在倾入液体石蜡前，必须保证干燥不含水，否则会影响滴丸的成形与外观。

（4）注意液体石蜡的装量，控制冷却柱的高度适宜。

（5）配药液时，熔融液内的气泡必须除尽，才能使药物分散均匀，且滴丸外形光滑。

（6）滴制过程中，注意控制好药液温度、冷凝介质温度、滴距、滴速、滴头的位置等影响滴丸成形的因素。

［质量检查］

（1）成品外观、性状。

（2）丸重差异检查。（检查方法参见"氯霉素滴丸的制备"项下）

（3）溶散时限检查。（检查方法参见"氯霉素滴丸的制备"项下）

四、实验结果与讨论

1. 观察并描述各滴丸的外观性状，着重观察色泽、均匀度、软硬度、有无气泡等。

2. 丸重差异检查中，记录各滴丸的丸重，计算平均丸重和 RSD 值，对检查结果进行评价和判定，并分析原因（表 2-4-2）。

表 2-4-2 丸重差异测定结果

编号	丸重（mg）	编号	丸重（mg）	结果
1		11		
2		12		平均丸重：
3		13		RSD：
4		14		结果判定：
5		15		
6		16		分析原因：
7		17		
8		18		
9		19		
10		20		

3. 溶散时限检查中，记录各滴丸的溶散时间，对结果进行评价和判定，并分析原因（表 2-4-3）。

表 2-4-3　溶散时限测定结果

编号	1	2	3	4	5	6
溶散时间（min）						
结果	结果判定： 分析原因：					

五、思考题

1. 滴丸有何特点？如何根据药物性质及医疗用途选择滴丸的基质？
2. 采用滴制法制备滴丸时，应注意哪些问题？
3. 滴丸的速效机制是什么？

（编写老师：凌家俊）

实验五　注射剂的制备

（基础性实验）

一、目的要求

1. 掌握注射剂的生产工艺流程和操作要点。
2. 掌握提高易氧化药物注射液稳定性的方法。
3. 熟悉注射剂质量检查标准和检查方法。
4. 熟悉中药注射剂的制备工艺和操作要点。

二、实验原理

1. 注射剂的定义与分类

注射剂（injection）系指原料药物或与适宜的辅料制成的供注入体内的无菌制剂，具有吸收快、起效迅速、剂量准确、作用可靠、可定位给药等特点。注射剂可分为注射液、注射用无菌粉末与注射用浓溶液等。

（1）注射液：系指原料药物或与适宜的辅料制成的供注入体内的无菌液体制剂，包括溶液型、乳状液型和混悬型等。根据使用部位不同，给药方式可分为皮内注射、皮下注射、肌内注射、静脉注射、静脉滴注、鞘内注射、椎管内注射等。其中，供静脉滴注用的大容量注射液（除另有规定外，一般不小于100mL，生物制品一般不小于50mL）也可称为输液。某些注射液在使用时有特殊要求，如中药注射剂一般不宜制成混悬型注射液；乳状液型注射液不得用于椎管内注射；混悬型注射液不得用于静脉注射或椎管内注射。

（2）注射用无菌粉末：系指原料药物或与适宜辅料制成的，供临用前用无菌溶液配制成注射液的无菌粉末或无菌块状物，可用适宜的注射用溶剂配制后注射，也可用静脉输液配制后静脉滴注。以冷冻干燥法制备的注射用无菌粉末，也可称为注射用冻干制剂。注射用无菌粉末配制成注射液后应符合注射剂的要求。

（3）注射用浓溶液：系指原料药物与适宜辅料制成的供临用前稀释后注射的无菌浓溶液。注射用浓溶液稀释后应符合注射剂的要求。

2. 注射剂的溶剂

注射剂所用溶剂应安全无害，并与其他药用成分兼容性良好，不得影响活性成分的疗效和质量。一般分为水性溶剂和非水性溶剂。水性溶剂最常用的为注射用水，也可用0.9%氯化钠溶液或其他适宜的水溶液；非水性溶剂常用植物油，主要为供注射用的大豆油，其他还有乙醇、丙二醇和聚乙二醇等。供注射用的非水性溶剂，应严格限制其用量，并应在各品种项下进行相应的检查。

3. 注射剂的附加剂

配制注射剂时，可根据需要加入适宜的附加剂，如渗透压调节剂、pH调节剂、增溶、助溶剂、抗氧剂、抑菌剂、乳化剂、助悬剂等。附加剂的选择应考虑到对药物疗效和安全性的影响，使用浓度不得引起毒性或明显的刺激，且避免对检验产生干扰。常用的抗氧剂有亚硫酸钠、亚硫酸氢钠和焦亚硫酸钠等，一般浓度为0.1%～0.2%。多剂量包装的注射液可加入适宜的抑菌剂，抑菌剂的用量应能抑制注射液中微生物的生长。除另有规定外，在制剂确定处方时，该处方的抑菌效力应符合抑菌效力检查法（《中国药典》（2020年版）四部通则1121）的规定。加有抑菌剂的注射液，仍应采用适宜的方法灭菌。静脉给药与脑池内、硬膜外、椎管内用的注射液均不得加抑菌剂。常用的抑菌剂为0.5%苯酚、0.3%甲酚、0.5%三氯叔丁醇、0.01%硫柳汞等。

4. 注射剂的制备方法与工艺流程

注射液一般由原料药和适宜辅料经配制、过滤、灌封、灭菌等工艺步骤制备而成。难溶性药物可采用增溶、乳化或粉碎等工艺制备成溶液型、乳状液型或混悬型注射液；制备乳状液型和混悬型注射液时，要采取必要的措施，保证粒子大小符合质量标准的要求。注射用无菌粉末应按无菌操作制备，一般采用无菌分装或冷冻干燥法制得，以冷冻干燥法制备的注射用无菌粉末，也称为注射用冻干制剂。注射用浓溶液的制备方法与溶液型注射液类似。

注射剂的制备工艺过程可分为水处理、容器处理、药液配制、灌装、封口、灭菌检漏、灯检、印字及包装等环节，以溶液型注射液的制备为例，其工艺流程如图2-5-1所示。

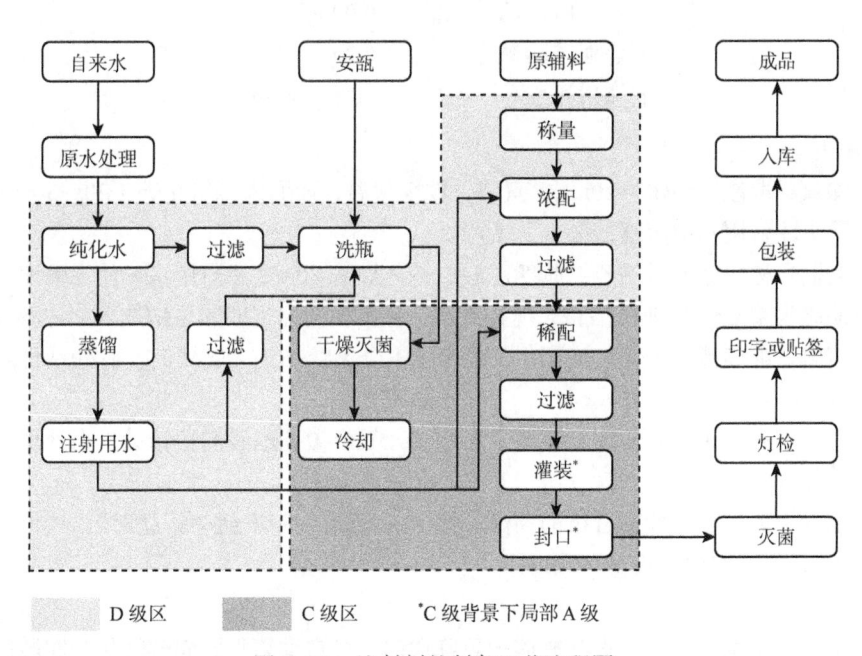

图 2-5-1 注射剂的制备工艺流程图

5. 注射剂的质量要求

注射剂应符合《中国药典》（2020年版）四部通则（0102注射剂）中各项检查的规定。除另有规定外，注射剂应进行以下相应检查：无菌、热原或细菌内毒素、装量、装量差异、渗透压摩尔浓度、可见异物、不溶性微粒等。

三、实验内容

（一）实验材料与设备

1. 试剂与试药

维生素C、碳酸氢钠、乙二胺四乙酸二钠、焦亚硫酸钠、当归（饮片或粗粉）、95%乙醇、吐温-80、注射用水、针用活性炭等。

2. 仪器与设备

天平、布氏漏斗、电炉、直型冷凝管、烧瓶、蒸发皿、滤纸、微孔滤膜滤器、安瓿、熔封机、烘箱、pH计等。

（二）实验步骤

1. 5%维生素C注射液的制备

［处方］

维生素C	5.0g
碳酸氢钠	适量
乙二胺四乙酸二钠	0.005g
焦亚硫酸钠	0.2g
注射用水	加至100mL

［制法］

（1）除氧：取注射用水120mL，煮沸，放至室温，或通入二氧化碳（20～30min）使其饱和，以除去注射用水中溶解的氧气，备用。

（2）配制：称取处方量的乙二胺四乙酸二钠，加入80mL注射用水，使之溶解，依次加入处方量的维生素C和焦亚硫酸钠，搅拌溶解；分次缓慢地将碳酸氢钠加入上述溶液中，搅拌至完全溶解，继续搅拌至无气泡产生，调节pH至5.8～6.2；加入0.1g针用活性炭，室温搅拌10min。

（3）过滤：先用布氏漏斗滤纸粗滤，再用0.45μm微孔滤膜滤器精滤，自滤器上方补加注射用水至100mL。

（4）灌封：取过滤后检查合格的药液，按2mL/支灌装于安瓿中，立即熔封。

（5）灭菌：100℃湿热灭菌15min。

［注解］

（1）本品为维生素类药，参与机体的新陈代谢，可帮助酶将胆固醇转化为胆酸而排泄，以降低毛细血管的脆性，增加机体的抵抗力。用于防治坏血病，促进创伤及骨折愈合，预防冠心病。大剂量静脉注射用于克山病抢救。

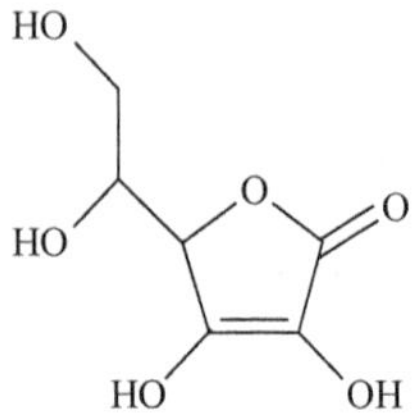

（2）维生素C是一种多羟基化合物，化学式为$C_6H_8O_6$，其分子中第2及第3位上两个相邻的烯醇式羟基，极易解离而释出H^+，故具有较强的酸性，故又称L-抗坏血酸（图2-5-2）。维生素C分子结构中的烯二醇结构具有极强的还原性，易被氧化成二酮

图2-5-2 维生素C结构式

基而成为去氢维生素 C（反应可逆，并且维生素 C 和去氢维生素 C 具有同样的生理功能），去氢维生素 C 在碱性或强酸性溶液中可进一步水解生成 2，3-二酮古洛糖酸而失去活性，此化合物进一步被氧化成草酸及 L-丁糖酸（图 2-5-3）。

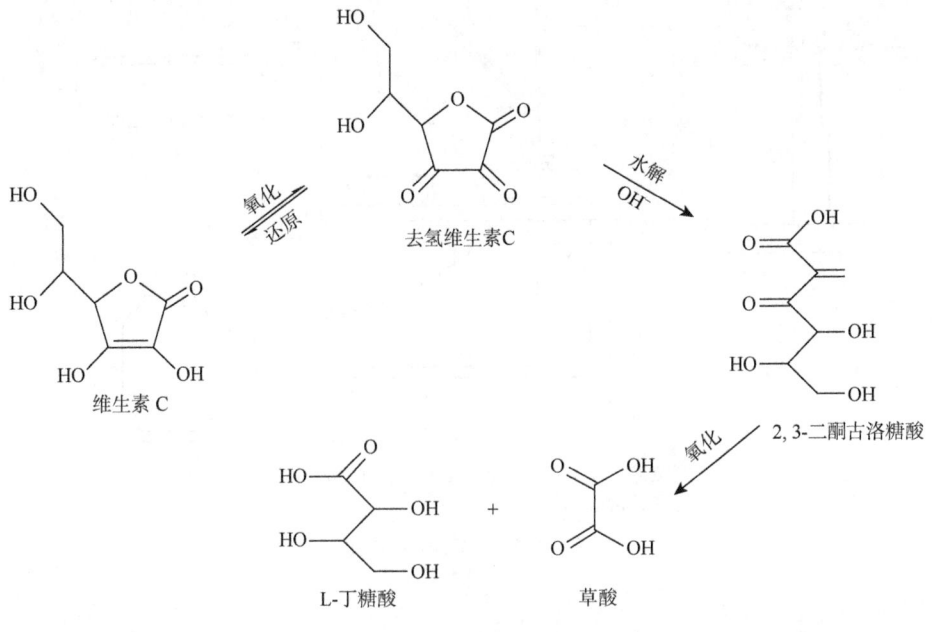

图 2-5-3　维生素 C 氧化过程

（3）由于维生素 C 具有较强的酸性，因此需加入碳酸氢钠作为 pH 调节剂，其与部分维生素 C 作用生成钠盐，从而避免注射时产生疼痛，同时能提高维生素 C 的稳定性。配液时，碳酸氢钠要缓慢加入，以防产生大量气泡使溶液溢出；同时要不断搅拌，以防局部碱性过强破坏维生素 C。

（4）影响本品稳定性的因素包括氧气、pH 和金属离子等，因此处方中需加入抗氧剂、pH 调节剂和金属离子螯合剂；此外，在制备过程中通入二氧化碳、避免与金属器具接触等，也有利于提高维生素 C 的稳定性。

（5）本品的稳定性也与灭菌温度和灭菌时间相关，为保证维生素 C 的稳定性，可采用 100℃灭菌 15min。由于灭菌时间短，在制备过程中应尽量避免污染微生物。有研究证明，采用 100℃灭菌 30min，维生素 C 含量损失 3%，而采用 100℃灭菌 15min，维生素 C 含量损失 2%。

注射剂的熔封工艺

注射剂制备中的安瓿熔封工艺有全自动熔封和手工熔封两种，本实验采用手工熔封工艺，所用的设备称为安瓿瓶熔封机。安瓿瓶熔封机熔封时火焰均匀，拉丝光滑，熔封速度快，噪声小，是各大医院、科研实验室及药厂小批量自制安瓿的常用设备。

整套设备包括熔封机和燃气罐，其中熔封机由控制器（含气泵）、熔封台组成，控制器提供了空气泵及可分别调节空气和燃气流量的阀门旋钮。熔封台有可调整高度的支架，可调整安瓿熔封的高度（图 2-5-4）。

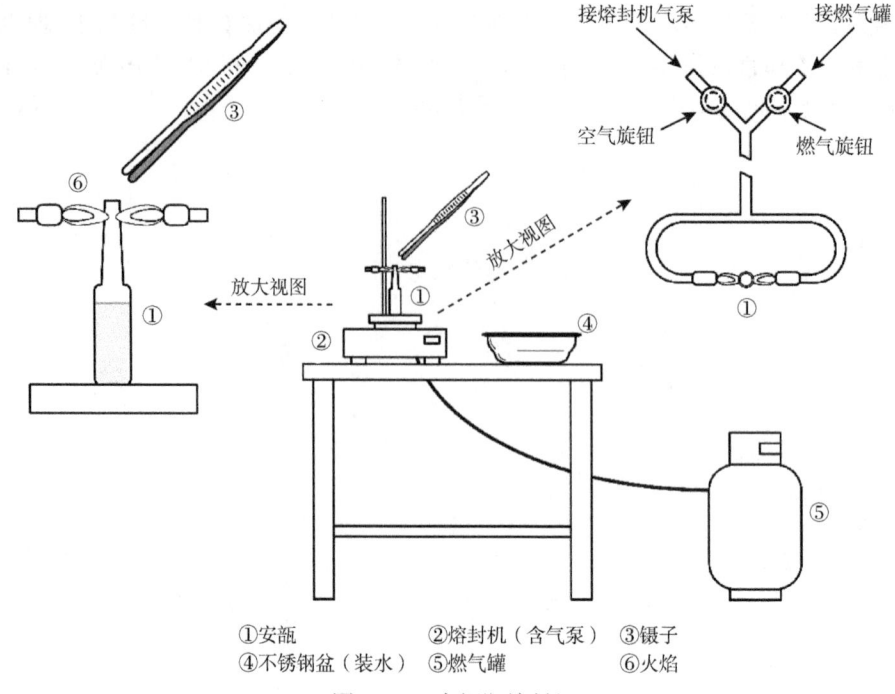

①安瓿　　　　　②熔封机（含气泵）　　③镊子
④不锈钢盆（装水）　⑤燃气罐　　　　　⑥火焰

图 2-5-4　安瓿瓶熔封机

严格按以下操作流程：
（1）检查熔封机上的"燃气旋钮"，使其处于关闭状态（仔细确认）。
（2）将安瓿放于熔封台上，调节好支架高度，使熔封机的火焰喷射口对准安瓿瓶颈部距离顶部约 5mm 的位置。
（3）插好电源线，打开少许熔封机上的"空气旋钮"（注意控制空气流量），打开熔封机气泵电源开关，使气泵开始运作。
（4）打开燃气罐阀门，然后慢慢打开熔封机上的"燃气旋钮"，同时于熔封机火焰喷射口点火，然后同时调节"空气旋钮"和"燃气旋钮"的流量，使火焰正常喷射（注意观察教师示范）。
（5）将灌装好的安瓿垂直放于熔封台上，利用火焰灼烧安瓿瓶颈部（距顶部 5mm），边灼烧边旋转安瓿瓶，使受热均匀。
（6）观察安瓿瓶颈受热状态，当完全被均匀煅红后，迅速用长镊子夹去顶部，拉断，并将顶部持续灼烧约 2s（使顶部平滑），离开火焰，将镊子拉出部分置入旁边不锈钢盆（事先装入冷水）中。
（7）操作完成后，按顺序关闭：燃气罐阀门、燃气旋钮、电源开关、空气旋钮。

注意事项：
（1）确保安全，整个过程需要在教师指导下完成。
（2）安瓿灼烧时不停旋转，使受热均匀。
（3）灼烧部位不能有残留药液，否则可能出现局部发黑（"焦头"），影响制剂质量。
（4）灼烧完成后于火中断丝，避免拉成"尖顶"状态。
（5）安瓿不能反复灼烧，否则易碎。
（6）灼烧时间不能太长，否则可能出现"鼓泡"现象。

[质量检查]

（1）外观性状检查：本品应为无色至微黄色的澄明液体。

（2）pH 检查：应为 5.0~7.0。

（3）吸光度检查：取本品，用水稀释成 1mL 含 50mg 维生素 C 的溶液，按照紫外-可见分光光度法[《中国药典》（2020 年版）四部通则 0401]，在 420nm 波长处测定，吸光度值不得超过 0.06。

（4）可见异物检查：取本品 20 支，按照《中国药典》（2020 年版）四部通则 0904 第一法（灯检法）检查，应符合规定。

可见异物检查方法：第一法（灯检法）

采用"灯检法装置"进行检查（图 2-5-5），整个过程应在暗室中进行。取规定量供试品，除去容器标签，擦净容器外壁，必要时将药液转移至洁净透明的适宜容器内，将供试品置遮光板边缘处，在明视距离（指供试品至人眼的清晰观测距离，通常为 25cm），手持容器颈部，轻轻旋转和翻转容器（但应避免产生气泡），使药液中可能存在的可见异物悬浮，分别在黑色和白色背景下目视检查，重复观察，总检查时限为 20s。供试品装量每支（瓶）在 10mL 及 10mL 以下的，每次检查可手持 2 支（瓶）。50mL 或 50mL 以上大容量注射液按直、横、倒三步法旋转检视。供试品溶液中有大量气泡产生影响观察时，须静置足够时间至气泡消失后检查。

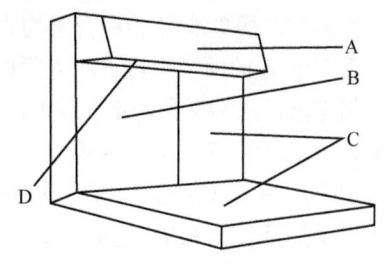

图 2-5-5 可见异物检查灯检法装置
A. 带有遮光板的日光灯光源（光照度可在 1000~4000lx 范围内调节）；B. 不反光的黑色背景；C. 不反光的白色背景和底部（供检查有色异物）；D. 反光的白色背景（指遮光板内侧）。

用无色透明容器包装的无色供试品溶液，检查时被观察供试品所在处的光照度应为 1000~1500lx；用透明塑料容器包装、棕色透明容器包装的供试品或有色供试品溶液，光照度应为 2000~3000lx；混悬型供试品或乳状液，光照度应增加至约 4000lx。

（5）细菌内毒素检查：取本品，按照《中国药典》2020 年版四部通则 1143 检查，每 1mg 维生素 C 中含内毒素应小于 0.020EU。

细菌内毒素检查方法：凝胶限度试验

本法系利用鲎试剂检测或量化由革兰氏阴性菌产生的细菌内毒素，以判断供试品中细菌内毒素的限量是否符合规定的一种方法。细菌内毒素检查法包括凝胶法和光度测定法。供试品检测时，可使用其中任何一种方法进行试验。当测定结果有争议时，除另有规定，以凝胶限度试验结果为准。

本试验操作过程应防止内毒素的污染。

按表 2-5-1 制备溶液 A、B、C 和 D。使用稀释倍数不超过最大有效稀释倍数（MVD）并且已经排除干扰的供试品溶液制备溶液 A 和 B。将试管中溶液轻轻混匀后，封闭管口，垂直放入 37℃±1℃的恒温器中，保温 60min±2min。将试管轻轻取出，缓缓倒转 180°，若管内形成凝胶，并且凝胶不变形、不从管壁脱滑者为阳性；未形成凝胶或形成的凝胶不坚实、变形并从管壁滑脱者为阴性。保温和拿取试管过程应避免受到振动，造成假阳性结果。

表 2-5-1　凝胶限度试验溶液的制备

编号	内毒素浓度/配制内毒素的溶液	平行管数
A	无/供试品溶液	2
B	2λ/供试品溶液	2
C	2λ/检查用水	2
D	无/检查用水	2

注：A 为供试品溶液；B 为供试品阳性对照；C 为阳性对照；D 为阴性对照。λ：鲎试剂灵敏度的标示值。

结果判断：若阴性对照溶液 D 的平行管均为阴性，供试品阳性对照溶液 B 的平行管均为阳性，阳性对照溶液 C 的平行管均为阳性，试验有效。

若溶液 A 的两个平行管均为阴性，判定供试品符合规定。若溶液 A 的两个平行管均为阳性，判定供试品不符合规定。若溶液 A 的两个平行管中的一管为阳性，另一管为阴性，需进行复试。复试时溶液 A 需做 4 支平行管，若所有平行管均为阴性，判定供试品符合规定，否则判定供试品不符合规定。若供试品的稀释倍数小于 MVD 而溶液 A 结果出现不符合规定时，可将供试品稀释至 MVD 重新试验，再对结果进行判断。

确定最大有效稀释倍数 MVD、干扰试验及其他细菌内毒素检查法详见《中国药典》2020 版四部通则 1143。

2. 当归注射液的制备

[处方]

当归	15g
吐温-80	0.75mL
注射用水	加至 150mL

[制法]

（1）取当归饮片或粗粉，加水约 150mL，浸渍 1h，按蒸馏法收集蒸馏液约 120mL，备用。

（2）药渣按煎煮法加水煎煮两次，每次 30min，合并煎煮液，过滤，滤液浓缩至 15mL，放冷后加 2 倍量 95%乙醇，搅拌，静置过夜。回收乙醇，浓缩至 7.5mL，浓缩液再次加 95%乙醇，至含醇量达 80%，搅拌，静置过夜。过滤，滤液回收乙醇至无醇味。

（3）将滤液与蒸馏液合并，加入吐温-80，并调 pH 5～7。加入 0.1g 针用活性炭，室温搅拌 10min。

（4）先用布氏漏斗滤纸粗滤，再用 0.45μm 微孔滤膜滤器精滤，自滤器上方补加注射用水至全量，过滤至澄明。

（5）将药液灌封于安瓿中，2mL/支。

（6）采用湿热灭菌法，100℃灭菌 30min。

[注解]

（1）本品具有活血、止痛的作用，用于腰痛腿痛、小儿麻痹后遗症、坐骨神经痛、面神经麻痹、痛经等。

（2）当归根中含挥发油 0.2%～0.4%，挥发油中主要成分为藁本内酯（占 45%），还含有多种倍半萜类化合物及阿魏酸等水溶性成分，故采用"双提法"制备。

[质量检查]

（1）外观性状检查：本品为淡黄色澄明溶液，具有当归特殊香气。

（2）pH检查：应为5.0~7.0。

（3）可见异物检查：取本品20支，按照《中国药典》（2020年版）四部通则0904第一法（灯检法）检查，应符合规定。

（4）细菌内毒素检查：取本品，按照《中国药典》（2020年版）四部通则1143检查，每1mg维生素C中含内毒素应小于0.020EU。

四、实验结果与讨论

记录成品的性状、颜色、pH、可见异物及细菌内毒素的检查结果并分析（表2-5-2）。

表2-5-2 注射液的质量检查结果

检查项目	性状	颜色	pH	可见异物	细菌内毒素
检查结果					
结果判断					

五、思考题

1. 制备注射剂的操作要点是什么？
2. 影响维生素C注射液质量的因素包括哪些？如何通过处方和工艺保证其质量？
3. 为什么可以采用紫外-可见分光光度法检查维生素C注射液的颜色？
4. 中药注射剂在制备中应注意哪些问题？
5. "水醇法"制备中药注射剂的依据是什么？有哪些关键性操作需要注意？
6. 当归注射液处方中的吐温-80有何作用？制备过程中首次醇沉的浓度是多少？

（编写老师：马　燕、凌家俊）

实验六　软膏剂、乳膏剂及凝胶剂的制备

（基础性实验）

一、目的要求

1. 掌握软膏剂、乳膏剂及凝胶剂的制备方法。
2. 熟悉软膏剂、乳膏剂的质量评定方法。
3. 熟悉软膏剂、乳膏剂中药物释放的测定方法。
4. 熟悉软膏剂中药物的加入方法。

二、实验原理

1. 软膏剂、乳膏剂、凝胶剂概述

软膏剂系指原料药物与油脂性或水溶性基质混合制成的均匀的半固体外用制剂。乳膏剂系指原料药物溶解或分散于乳状液型基质中形成的均匀半固体制剂。凝胶剂系指原料药物与能形成凝胶的辅料制成的具凝胶特性的稠厚液体或半固体制剂。软膏剂、乳膏剂、凝胶剂均为皮肤递药制剂，属于"广义"上的软膏剂，三者均属于外用膏剂（图 2-6-1）。

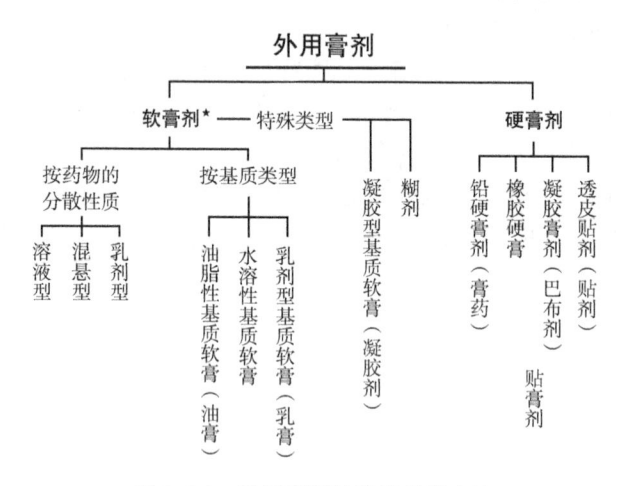

图 2-6-1　外用膏剂的传统分类方法

按传统的分类方法，凡外观为半固体状的外用膏剂均可称为软膏剂，即广义上的软膏剂，它包括了油脂性基质软膏、水溶性基质软膏、乳剂型基质软膏、凝胶剂、糊剂等。但依照《中国药典》2020年版（四部）最新的分类方法，软膏剂仅包括油脂性基质及水溶性基质构成的软膏，其他如乳膏剂、凝胶剂、糊剂等，并不从属于软膏剂，而是独立的剂型。

软膏剂的基质有油脂性基质（相应软膏称为"油膏"）及水溶性基质。油脂性基质包括烃类、油脂类及类脂类。此类基质除凡士林等个别品种可单独用作软膏基质外，大多数是混合应用。水溶性基质为水溶性高分子化合物，常用聚乙二醇。乳膏剂的基质系由半固体

或固体油性组分、水溶性组分和乳化剂组成，O/W 型基质常用的乳化剂有肥皂类（一价）、脂肪醇硫酸酯类、聚山梨酯类等，W/O 型基质常用的乳化剂有肥皂类（多价）、脂肪酸山梨坦类、十六醇、十八醇等。凝胶剂的基质为水溶性高分子化合物溶于水后生成的半固体凝胶，其中含有大量水分，故又称为水凝胶剂，常用凝胶基质有卡波姆、纤维素衍生物、甘油明胶等。

基质除起赋形剂的作用外，还对软膏剂的质量、药物疗效的发挥起重要作用。具体说来，基质对药物释放、穿透、吸收的影响体现在：基质与药物的亲和力影响药物从基质中释放；基质的 pH 影响药物的解离，从而影响其透皮；基质与皮肤水合作用影响着皮肤局部的通透性（顺序：油＞W/O＞O/W＞水）；基质中的附加剂（表面活性剂、促透剂等）对药效也产生重要影响。

2. 软膏剂、乳膏剂和凝胶剂的制备方法

软膏剂和乳膏剂的制备工艺流程如图 2-6-2 所示，其中配制成型工艺可根据药物与基质的性质选用适当的方法，软膏剂可采用研磨法或熔融法，乳膏剂采用乳化法，凝胶剂则采用凝胶法制备。

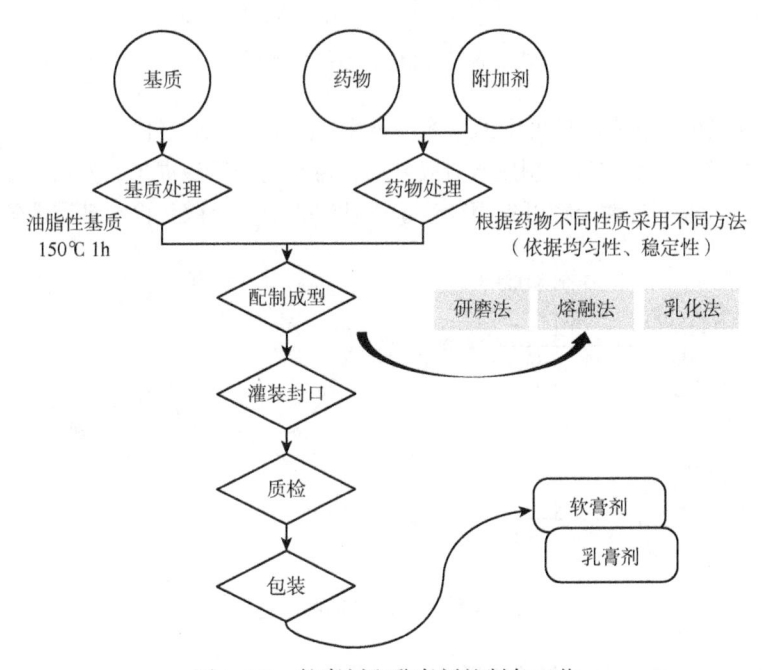

图 2-6-2 软膏剂和乳膏剂的制备工艺

研磨法适用于由半固体和液体成分组成的基质，该法先取药物与部分基质或适宜液体研磨成细腻糊状，再添加其他基质研匀（判断方法是取少许涂于手上无沙砾感）。

熔融法适用于软膏基质中含有高熔点组分的情况（通常在常温下无法实现混匀），该法先通过加热使基质熔化，再将药物加到熔化的基质中（可溶性药物可直接溶解，不溶性药物可粉碎后筛入熔化或软化的基质中），搅匀至冷凝制得。

乳膏剂采用乳化法制备，该法是将油性组分（油相）加热至 60~80℃ 熔化（必要时可用筛网滤除杂质），另将水性组分（水相）加热至与油相成分相同或略高温度，水相与油相混合乳化，搅至冷凝即得（图 2-6-3）。乳化法中油、水两相的混合方法有三种：①两相同时掺合，适用于大量生产的机械操作；②分散相加到连续相中，适用于含小体积分散相的乳剂系统；

③连续相加到分散相中，适用于多数乳剂系统，在混合过程中乳剂发生转型，使分散相的粒子更细。

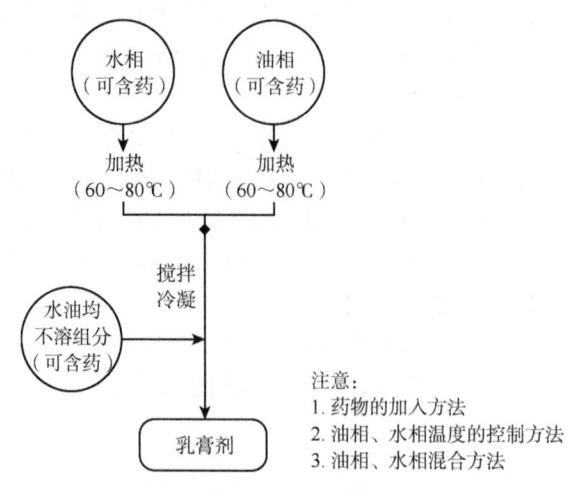

图 2-6-3 乳化法制备乳膏剂

水凝胶剂制备时，通常将处方中的水溶性药物先溶于部分水或甘油中（必要时加热）；处方中其余成分按基质配制方法先制成水凝胶基质，再与药物溶液混匀，然后加水至足量搅匀即得（图 2-6-4）。水不溶性药物可先用少量水或甘油研细、分散，再与基质搅匀。

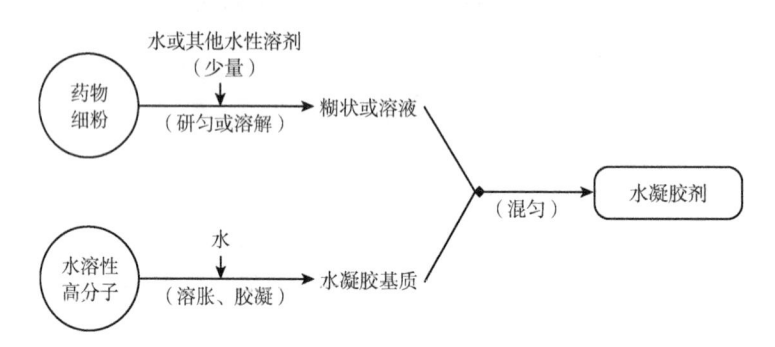

图 2-6-4 水凝胶剂的制备

3. 软膏剂、乳膏剂及凝胶剂的质量检查

软膏剂和乳膏剂的质量检查项目包括外观性状、主药含量测定、物理性质（熔程、流变性、水值、酸碱度）、刺激性、稳定性、粒度、装量、无菌及微生物限度检查；凝胶剂的质量检查项目包括粒度、装量、无菌及微生物限度检查。

4. 软膏剂、乳膏剂及凝胶剂中药物释放、穿透和吸收检查

经皮吸收制剂中药物的摄入过程需经历释放、穿透和吸收三个阶段，制剂研究中需要对这些性能进行考察，检查方法包括以下几种。

（1）释放度检查法：有表玻片法、渗析池法、圆盘法等，这些方法常作为企业的内控标准，并不能完全反映制剂中药物的实际情况。

（2）体外试验法：有离体皮肤法、半透膜扩散法、凝胶扩散法和微生物扩散法等。

（3）体内试验法：将制剂涂于人或动物皮肤上，一定时间后测定体内药物浓度。也有采用微透析采样技术，对局部药物浓度进行连续动态的监测。

以上检查方法详细介绍请参见"实验十四 水杨酸软膏的设计制备、质量考察及药物透皮试验"。

三、实验内容

（一）实验材料与设备

1. 试剂与试药

双氯芬酸钾、花生油、蜂蜡、液体石蜡、白凡士林、硬脂醇、单硬脂酸甘油酯、月桂醇硫酸钠、甘油、尼泊金乙酯、固体石蜡、司盘-80、吐温-80、羧甲基纤维素钠、苯甲酸钠等。

2. 仪器与设备

研钵、蒸发皿、恒温水浴箱、烧杯、玻璃棒、容量瓶、移液管、紫外-可见分光光度计、100mL 大试管、内径 2cm 小玻璃管、玻璃纸等。

（二）实验步骤

1. 油脂性软膏基质的制备

［处方］

蜂蜡	3.3g
花生油	6.7g
共制	10.0g

［制法］

取蜂蜡与花生油，置蒸发皿中，在水浴上加热，熔化后，不断搅拌至室温，即得。

［注解］

（1）本品称为"单软膏"，不含特殊药品，无治疗作用，用作制备其他含药软膏剂的原料。

（2）其中蜂蜡用来增加基质稠度，其用量可以根据气温变化而有所增减。蜂蜡有较弱的吸水性及乳化剂作用。花生油能促使药物透入皮内，但由于含不饱和脂肪酸的甘油酯，易酸败，酸败后对皮肤有刺激性。可加入没食子酸丙酯、丁基苯酚甲醚、丁基苯酚、甲苯等阻止其氧化。加入对羟基苯甲酸酯类或者苯甲醇，可阻止微生物的繁殖。

（3）操作中请注意，加入植物油后应不断搅拌混匀，再从水浴取下搅拌至室温，否则容易分层。

［质量检查］

成品外观、性状。

2. 乳膏剂基质的制备

（Ⅰ）O/W 型乳膏基质

[处方]

硬脂醇	1.8g
白凡士林	2.0g
液体石蜡	1.3mL
月桂醇硫酸钠	0.2g
尼泊金乙酯	0.02g
甘油	1.0g
蒸馏水	适量（约13mL）
共制	20.0g

[制法]

（1）取处方量油相组分（硬脂醇、白凡士林和液体石蜡）于蒸发皿中，置水浴上加热至70～80℃使其熔化，混匀。

（2）取处方量水相组分（月桂醇硫酸钠、尼泊金乙酯、甘油和蒸馏水）于蒸发皿（或小烧杯）中加热至70～80℃，混匀。

（3）在不断搅拌的同时，将水相成分以细流状加入油相成分中。

（4）在水浴上继续保持恒温并搅拌几分钟，然后在室温下继续搅拌至室温，即得O/W型乳剂型基质。

[注解]

（1）处方中乳化剂为月桂醇硫酸钠，属阴离子型表面活性剂中的硫酸化物类型，HLB值为40，可用作O/W型乳化剂。

（2）对处方中油脂性基质组分进行熔化操作时，应注意加热顺序，宜先加热熔化高熔点基质，再加入低熔点基质使其全部熔化。

（3）尼泊金乙酯水溶性差，宜先用乙醇溶解后再与其他水相成分混合。

（4）水相与油相两者混合的温度，应控制在80℃以下，且两者温度应基本相等，以免影响乳膏的细腻性。

（5）注意油水两相的混合方法，采用连续相（水相）加到分散相（油相）中的方法，使其在混合过程中乳化作用发生转型，从而可以使分散相的粒子更细，注意边加边按顺时针方向搅拌，以便制得合格的基质。

[质量检查]

成品外观、性状。

（Ⅱ）W/O型乳膏基质

[处方]

单硬脂酸甘油酯	3.0g
蜂蜡	1.0g
固体石蜡	1.0g
白凡士林	1.0g
液体石蜡	5.0g
司盘-80	0.4g
吐温-80	0.2g
尼泊金乙酯	0.02g
蒸馏水	适量
共制	20.0g

[制法]

(1)取处方量油相组分(单硬脂酸甘油酯、白凡士林、蜂蜡、固体石蜡、司盘-80 和液体石蜡)于蒸发皿中,置水浴上加热至 80℃使其熔化,混匀。

(2)取处方量水相组分(吐温-80、尼泊金乙酯、蒸馏水)于小烧杯中,加热至 80℃,混匀。

(3)在搅拌下,将油相成分以细流状加入水相成分中。

(4)在水浴上继续保持恒温并搅拌几分钟,然后在室温下继续搅拌至冷凝,即得 W/O 型乳剂型基质。

[注解]

处方中司盘-80 为亲油性为主的表面活性剂,作为主要乳化剂,吐温-80 和单硬脂酸甘油酯用于调节 HLB 值,该方最终为 W/O 型乳剂基质;操作中注意事项同前面 "O/W 型乳膏基质"的注解(2)、(3)、(4)、(5)。

[质量检查]

成品外观、性状。

3. 水凝胶基质的制备

[处方]

羧甲基纤维素钠	1.2g
甘油	2.0g
苯甲酸钠	0.1g
蒸馏水	适量
共制	20.0g

[制法]

(1)称取苯甲酸钠 1.0g,加蒸馏水至总体积为 10.0mL,配制成 10%(g/mL)的苯甲酸钠水溶液。

(2)取处方量的羧甲基纤维素钠置于研钵中,加入处方量甘油,研匀。

(3)边研边加入步骤(1)所配制的苯甲酸钠水溶液 1.0mL,研匀。

(4)边研边加入蒸馏水至全量,研磨溶胀充分后,即得。

[注解]

羧甲基纤维素钠为高分子物质,如果直接加入水中,需缓慢溶胀后才能溶解,需要时间长。本实验中先用甘油研磨分散后再加水,羧甲基纤维素钠不易成团,溶解速度快。

[质量检查]

成品性状、外观。

4. 5%双氯芬酸钾软膏剂、乳膏剂及凝胶剂的制备

[处方]

双氯芬酸钾粉末	0.5g
上述三种基质	9.5g
共制	10.0g

［制法］

（1）双氯芬酸钾软膏剂：称取双氯芬酸钾粉末 0.5g，分次加入前面制得的油脂性软膏基质共 9.5g，研匀，即得。

（2）双氯芬酸钾 O/W 型乳膏剂：称取双氯芬酸钾粉末 0.5g，置于研钵中，分次加入上面制得的 O/W 型乳膏基质 9.5g，研匀，即得。

（3）双氯芬酸钾 W/O 型乳膏剂：称取双氯芬酸钾粉末 0.5g，置于研钵中，分次加入上面制得的 W/O 型乳膏基质 9.5g，研匀，即得。

（4）双氯芬酸钾水凝胶剂：称取双氯芬酸钾粉末 0.5g，置于研钵中，分次加入上面制得的水凝胶基质 9.5g，研匀，即得。

［注解］

（1）本品用于缓解肌肉、软组织和关节的轻至中度疼痛。也可用于骨关节炎的对症治疗。

（2）双氯芬酸钾需先粉碎成细粉（按药典标准应过 100 目）。

［质量检查］

成品外观、性状检查。

5. 不同制剂中药物释放速度的比较

［方法］

（1）取上面制备的四种双氯芬酸钾制剂，分别填装于内径为 2cm 的短玻璃管内，管口用玻璃纸包扎，注意使玻璃纸无褶皱且与装填物紧贴无气泡。

（2）将玻璃管的封贴玻璃纸面向下，置于装有 100mL、37℃蒸馏水的大试管中（将大试管置于 37℃±1℃的恒温水浴中），软膏的下面浸于水面下约 1mm（图 2-6-5）。

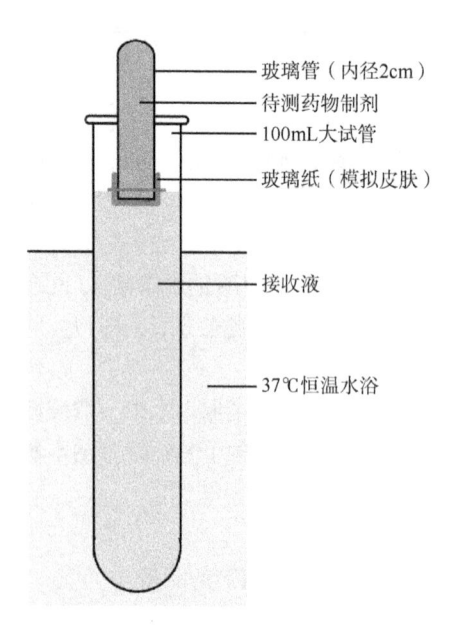

图 2-6-5 软膏剂中药物释放速度测定

（3）分别于 15min、30min、45min、60min、90min、120min、150min 取样，每次取出 5mL（每次取前搅拌均匀），取样后补加 5mL 蒸馏水。

（4）按分光光度法测定各时间点释放液中双氯芬酸钾浓度。
（5）用下式计算各时间点的药物累积释放量。

$$M = C_n \times V_0 + V \sum_{i=1}^{n-1} C_i$$

式中，C_n 为 n 时间点测得的药物浓度，C_i 为 i 时间点测得的药物浓度，V 为取样体积，V_0 为接收液的总体积。

双氯芬酸钾含量测定方法

精密称取经 105℃干燥至恒重的双氯芬酸钾对照品适量，分别加水溶解并定容稀释成每 1mL 中含 5μg、7.5μg、10μg、12.5μg、15μg、17.5μg 的溶液；照分光光度法（2020 年版《中国药典》四部通则 0401 紫外-可见分光光度法），在 275nm 波长处测定吸光度，以浓度为横坐标，吸光度为纵坐标进行线性回归，得标准曲线。

将各时间点样品液 5ml 置 50ml 容量瓶中，加水稀释至刻度，摇匀，同法测定吸光度，将吸光度代入标准曲线中计算，计算出药物浓度。

[注意]

在计算样品中药物浓度时，如果吸光度超过 0.8，则用水适当稀释后再进行测定，测定后要将稀释的倍数代入结果中。

四、实验结果与讨论

1. 记录实验中所制得的 4 种基质及含药软膏的外观、性状，并将含药软膏涂在自己的皮肤上，评价是否均匀细腻，记录皮肤的感觉，比较其黏稠性与涂布性。

2. 在体外释放实验中，计算双氯芬酸钾测定的标准方程并绘制标准曲线，记录不同时间样品液吸光度测定值，并根据标准曲线计算不同时间点药物浓度及累积释放量（表 2-6-1）。

表 2-6-1　不同基质双氯芬酸钾软膏剂中药物的释放量

基质	时间（min）	吸光度	药物浓度	药物累积释放量
油脂性软膏基质	15			
	30			
	45			
	60			
	90			
	120			
	150			
O/W 乳膏基质	15			
	30			
	45			
	60			
	90			
	120			
	150			

续表

基质	时间（min）	吸光度	药物浓度	药物累积释放量
W/O 乳膏基质	15			
	30			
	45			
	60			
	90			
	120			
	150			
水凝胶基质	15			
	30			
	45			
	60			
	90			
	120			
	150			

3. 以药物累积释药量对时间作图，绘制不同基质双氯芬酸钾软膏的释放曲线，讨论基质对软膏剂中药物释放速度的影响。

五、思考题

1. 影响药物从软膏基质中释放的因素有哪些？
2. 不同类型软膏基质的作用特点是什么？
3. 在制备乳剂型软膏基质时应注意哪些问题？为什么要加热至 70~80℃？
4. 在软膏剂制备过程中，药物的加入方法有哪些？

（编写老师：凌家俊）

实验七　栓剂的制备

(基础性实验)

一、目的要求

1. 掌握热熔法制备栓剂的原理及工艺流程。
2. 掌握置换价的测定方法及应用。
3. 熟悉各类栓剂基质的特点、适用范围及选择依据。
4. 熟悉栓剂的质量评定方法。

二、实验原理

1. 栓剂概述

栓剂（suppository）是药物和适宜基质制成的具有一定形状供腔道给药的固体状外用制剂。栓剂有不同的给药途径，常用的有肛门栓（直肠栓）和阴道栓，均能发挥局部作用或全身作用。肛门栓局部作用包括通便、止痛、缓泻等；阴道栓局部作用有抗菌、消炎、止痒等。栓剂的全身作用常作为口服给药的替代途径，如解热镇痛类药物。

栓剂的基质分为油脂性基质和水溶性基质。常见的油脂性基质有可可豆脂、半合成脂肪酸甘油酯、氢化植物油等；水溶性基质有甘油明胶、聚乙二醇、聚氧乙烯（40）单硬脂酸酯、泊洛沙姆等。在栓剂的处方中，根据不同目的可加入相应的附加剂，如乳化剂、吸收促进剂、抗氧剂、抑菌剂等。

栓剂的基质对栓剂中药物的释放有很大的影响。局部作用的栓剂应尽量减少吸收，宜选择释药速度慢的基质，水溶性基质更为理想。例如，甘油明胶是常用于局部杀虫、抗菌的阴道栓的基质。全身作用的栓剂一般要求迅速释药，宜选择与药物溶解性相反的基质，否则药物易受基质亲和力的影响而释放缓慢。

此外，栓剂的使用方法对药效也会产生很大影响。在肛门栓的应用中，如果局部插入过深，则药物主要经过直肠上静脉入肝，将会产生明显的首过效应，因此，肛门栓的最佳插入深度为距肛门 2cm 左右（图 2-7-1）。

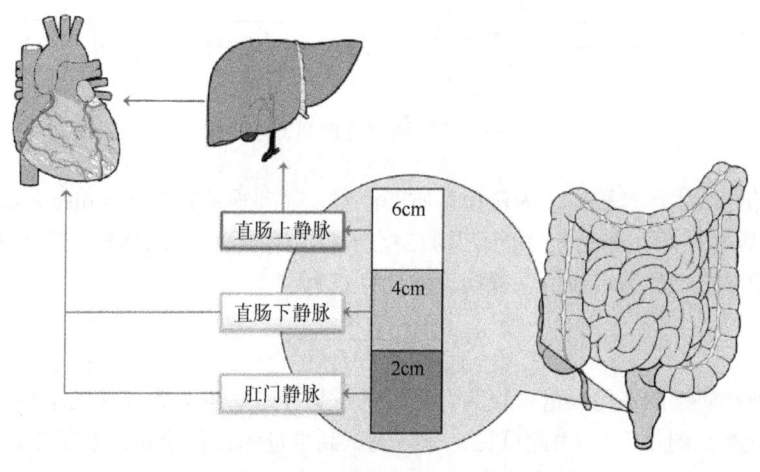

图 2-7-1　肛门栓的不同深度对药物吸收的影响

2. 栓剂的制备方法

栓剂的制备方法有挤压成形法和模制成形法。

挤压成形法又分为手工搓捏法和模型冷压法，该法利用了基质的可塑性，在不加热的情况下，通过手工搓捏或模型压制的方法得到栓剂。因该法要求基质具有可塑性，限制了其应用。但由于不需要加热，因此适用于热敏性药物栓剂的制备。

模制成形法又称为热熔法（fusion method），它是将基质在水浴上加热使熔化后，将药物加入混匀，倾入已涂有润滑剂的模具（图2-7-2）中，通过降温冷凝而制成栓剂的一种方法。该法对基质的适应性好，得到了广泛的应用。

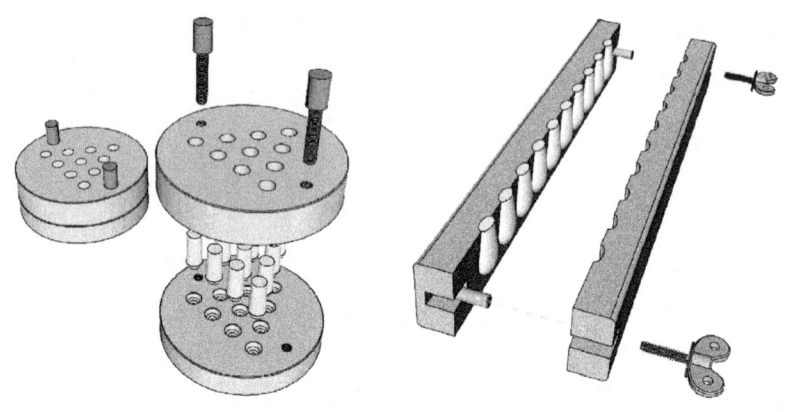

图2-7-2 制备栓剂的模具

模制成形法制栓的工艺流程为（图2-7-3）：①基质挫末后，加热熔化；②将药物（多为细粉）加入到熔化的基质中，搅拌使分散均匀，得混合熔融药液；③将药液注入栓剂模具中；④降温使药液凝固；⑤切割与脱模；⑥质检包装。在注模之前，还需要根据基质的不同选择合适的润滑剂。润滑剂的作用是栓剂成形后便于从模具上脱模。油脂性基质宜选水性润滑剂，如肥皂醑；水溶性基质宜选油性润滑剂，如液体石蜡、植物油等。

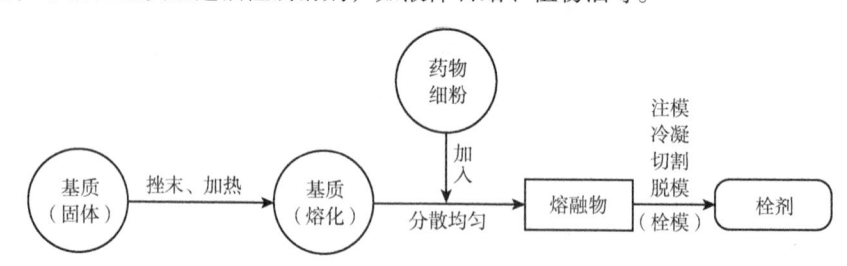

图2-7-3 热熔法制备栓剂工艺流程

在栓剂的制剂生产过程中，为避免基质的浪费，需要根据置换价（displacement value，DV）来计算基质的实际投料量。由于药物在栓剂基质中占有一定的体积，药物的重量与相同体积的基质重量之比称为置换价。置换价的计算式为：

$$DV = \frac{W}{G-(M-W)}$$

式中，G为纯基质栓的平均栓重，M为含药栓的平均栓重，W为含药栓的平均含药量。置换价的计算原理参见图2-7-4。由此可见，只需先试制少量的含药栓和纯基质栓（空白栓），即可获得置换价计算所需的相关参数。

图 2-7-4 置换价计算原理

$$DV = \frac{W}{G_A} = \frac{W}{G-G_B} = \frac{W}{G-(M-W)}$$

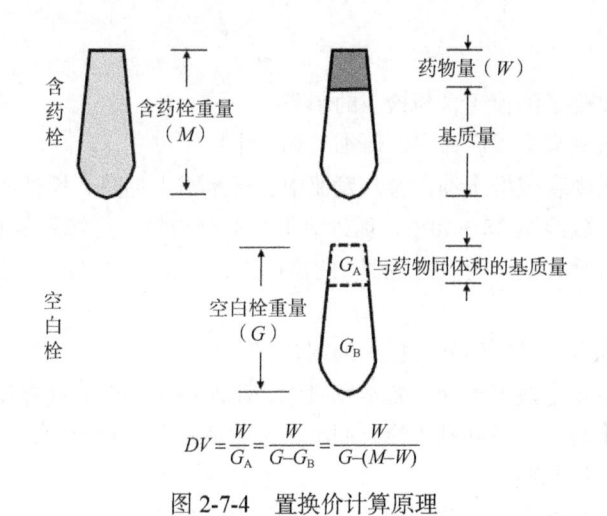

当测定出置换价之后，则可计算出批量制备一定数量含药栓所需要的基质的重量（x）为

$$x = \left(G - \frac{y}{DV}\right) \cdot n$$

式中，y 为处方中的药物剂量，n 为拟制备栓剂的枚数。

3. 栓剂的质量检查

按《中国药典》（2020 年版）规定，栓剂的质量评价项目包括重量差异、融变时限、膨胀值、微生物限度等。融变时限用于检查栓剂在规定条件下融化、软化或溶散的情况。缓释栓剂应进行释放度检查，不再需要进行融变时限检查。膨胀值用于阴道膨胀栓的测定，主要是考察融变前后栓剂体积的变化情况。

三、实验内容

（一）实验材料与设备

1. 试剂与试药

氯霉素、半合成椰子油、甘油、干燥碳酸钠、硬脂酸、氨茶碱、聚乙二醇 4000、聚乙二醇 1000、聚乙二醇 400、肥皂醑、液体石蜡。

2. 仪器与设备

研钵、栓剂的栓模（单个模孔约 2g）、恒温水浴箱、蒸发皿、

（二）实验步骤

1. 氯霉素栓的制备及置换价的测定

[处方]

氯霉素半合成椰子油栓（含药栓）		半合成椰子油栓（纯基质栓）	
氯霉素	8.0g	半合成椰子油	24.0g
半合成椰子油	16.0g		
共制	10 枚	共制	10 枚

[方法]

Ⅰ 氯霉素半合成椰子油栓（含药栓）的制备

（1）称取处方量氯霉素置研钵中，研细（100目）。

（2）称取处方量半合成椰子油，置蒸发皿中，于水浴上加热，搅拌使全部熔化。

（3）停止水浴，放冷至38～40℃，加入氯霉素混合均匀，得熔融药液。

（4）将药液倾入涂有润滑剂（肥皂醑）的栓模中，迅速冷却固化，削去溢出部分，脱模，得含药栓。

Ⅱ 半合成椰子油空白栓（纯基质栓）的制备

（1）称取处方量半合成椰子油，置蒸发皿中，于水浴上加热，搅拌使全部熔化。

（2）将熔化的半合成椰子油倾入涂有润滑剂（肥皂醑）的栓模中，迅速冷却固化，削去溢出部分，脱模，得纯基质栓。

Ⅲ 对制得的含药栓及空白栓分别称重，计算氯霉素对于半合成椰子油的置换价。

[注释]

（1）氯霉素是氯霉素类抗生素的代表药物，主要通过抑制细菌蛋白质的合成，起到抗菌的作用，抗菌谱比较广。氯霉素可制成直肠栓或阴道栓，前者用于细菌性痢疾、肠炎等疾病，后者可用于宫颈炎引起的白带增多，阴道灼痛等症。

（2）肥皂醑是常用的水性润滑剂，由软肥皂、甘油各1份与95%乙醇5份混合制得。

（3）在栓剂制备过程中，需要注意以下问题。

1）防止生成中空栓：中空栓是栓剂制备中的常见问题，主要是由于温热药液注模后因降温速度过快而发生强烈的热胀冷缩效应所致。为避免出现该问题，一是避免注模药液温度过高，二是避免注模时栓模的温度过低（金属栓模必要时可预热），三是在降温冷凝过程的温度不宜过低。

2）防止栓剂凝固后产生尾部塌陷：尾部塌陷是热胀冷缩及注模药液量不足的综合结果，避免的方法是，除了注意前面的温度控制问题以外，还应在注模时保证药液量高于模具表面少许。

3）防止脱模时栓剂断裂：断裂的原因除了脱模操作不规范以外，还有可能是注模操作不当引起，注意在注模时单个模孔应一次性注满。

4）防止最终制得栓剂过软：采用天然物质作为栓剂基质时，避免过度加热导致晶型发生转化，否则容易使基质熔点降低，从而使得所制栓剂过软。

2. 甘油栓的制备

[处方]

甘油	16.0g
干燥碳酸钠	0.4g
硬脂酸	1.6g
蒸馏水	2.0mL
共制	10枚

[制法]

（1）按处方量取干燥碳酸钠与蒸馏水置蒸发皿中，加处方量甘油混匀，水浴上加热至100℃。

（2）取处方量硬脂酸，研细，缓缓加入上述药液，边加边搅拌，爆沸停止后，得熔融状态的药液（澄明溶液），在85~95℃条件下保温。

（3）趁热将药液注入涂有润滑剂（液体石蜡）的栓模中，冷却固化，用刀削去溢出部分，脱模，取出即得。

[注解]

（1）本品为肛门栓，缓下药，用于治疗便秘。

（2）碳酸钠与硬脂酸作用而生成钠肥皂，其化学反应如下：

$$2C_{17}H_{35}COOH + Na_2CO_3 \longrightarrow 2C_{17}H_{35}COONa + CO_2\uparrow + H_2O$$

经上述作用后生成的二氧化碳，必须除尽，否则所制得的栓剂内含有气泡，有损美观。本品含有大量甘油（90%~95%），大量的甘油与生成的钠肥皂混合，凝结成硬度适宜之块，此二者均具轻泻作用。

（3）优良的甘油栓必须外观透明，而且有适宜的硬度，制栓成败关键有以下几点。

1）皂化作用必须充分完全，否则若留下未皂化的硬脂酸，则成品既不透明，同时弹性较差。

2）热药液注入栓膜时，应减慢冷却速度，如用塑料栓模时，可在室温中注入，用金属栓模时，应在80℃预热后，再倾入热药液，这样能得到适宜硬度的成品。

3）碱量超过理论量10%~15%较为适宜，可使皂化速度快，成品软而透明。

4）水分的含量不宜过大，因肥皂在水中呈胶体溶液，水分过多，会使成品发生浑浊。

（4）其他操作注意事项，参见前面氯霉素栓的制备。

[质量检查]

（1）成品外观、性状，重点观察栓剂软硬度、弹性、外部色泽均匀度、光滑度、完整度，以及内部有无空隙、气泡等。

（2）重量、重量差异、融变时限等。

融变时限检查方法

照融变时限检查法（《中国药典》2020年版四部通则0922）检查，采用融变时限检查仪进行测定（图2-7-5）。

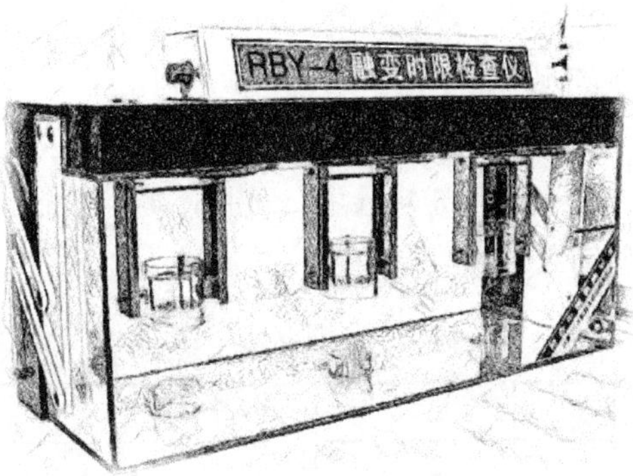

图2-7-5 融变时限检查仪

取供试品3粒，在室温放置1h后，分别放在3个金属架的下层圆板上，装入各自的套筒内，并用挂钩固定。除另有规定外，将上述装置分别垂直浸入盛有不少于4L的37℃±0.5℃水的容器中，其上端位置应在水面下90mm处。容器中装有一转动器，每隔10min在溶液中翻转该装置一次。

除另有规定外,脂肪性基质的栓剂3粒均应在30min内全部融化、软化或触压时无硬心;水溶性基质的栓剂3粒均应在60min内全部溶解。上述检查中如有1粒不符合规定,应另取3粒复试,均应符合规定。

3. 氨茶碱栓的制备

[处方]

氨茶碱	5.0g
聚乙二醇4000	12.0g
聚乙二醇1000	15.0g
聚乙二醇400	3.0g
共制	10枚

[制法]

(1) 按处方量取处方中三种聚乙二醇,水浴加热熔化,混合均匀。

(2) 待温度稍降,加入处方量氨茶碱,混匀,水浴保温。

(3) 趁热将药液注入栓模中,冷却固化,用刀削去溢出部分,脱模,取出即得。

[注释]

(1) 本品用于防治哮喘。

(2) 本品采用三种聚乙二醇混合基质,调节基质混合比例,可得到释药速度不同的栓剂。

(3) 铜制栓模用前必须擦洗干净,并涂一层液体石蜡作润滑剂(不宜用肥皂醑),以免氨茶碱与铜模接触变蓝色。本品操作时亦不宜与铁器接触,避免变蓝紫色。

(4) 本品露置空气中,由于氨茶碱吸收二氧化碳而析出茶碱,并变黄色,故应密闭保存。

(5) 其他操作注意事项,参见前面氯霉素栓的制备。

[质量检查]

(1) 成品外观、性状,重点观察软硬度、弹性,外部色泽均匀度、光滑度、完整度,以及内部有无空隙、气泡等。

(2) 重量、重量差异、融变时限等。

四、实验结果与讨论

1. 氯霉素栓的制备及置换价的测定实验中,分别记录含药栓和空白栓的外观性状、栓剂重量,并计算氯霉素对基质的置换价(表2-7-1)。

表2-7-1 置换价测定结果

		1	2	3	4	5	6	7	8	9	10	平均
含药栓	栓重M(g)											
	药重W(g)											
空白栓	栓重G(g)											
置换价	$DV=\dfrac{W}{G-(M-W)}=$											

说明:其中单个含药栓的药重(W)可以根据含药栓处方中药物所占比例及单个含

药栓的总重量计算得到：

$$药重（W）＝栓重（M）\times 药物比例$$

本含药栓处方药物比例为 1/3。

2. 记录甘油栓及氨茶碱栓的外观、性状检查结果。

3. 在融变时限检查中，记录各栓剂的融变时间，对检查结果进行判定并讨论（表 2-7-2）。

表 2-7-2　栓剂融变时限检查结果

编号	融变时间（min）			结果	
	1	2	3	结果判定	分析原因
氯霉素栓					
甘油栓					
氨茶碱栓					

五、思考题

1. 栓剂置换价的计算有何意义？
2. 根据测定结果，计算生产氯霉素含药栓 1000 枚，需要半合成椰子油的投料量是多少？
3. 为什么栓剂要测定融变时限？

（编写老师：凌家俊）

实验八　包合物的制备

(基础性实验)

一、目的要求

1. 掌握饱和水溶液法制备包合物的原理和工艺流程。
2. 熟悉包合物的验证方法。
3. 熟悉 β-环糊精的性质及应用。

二、实验原理

1. 包合物概述

包合物（inclusion compound）系指客分子（药物）被部分或全部包嵌于主分子（包合材料）的空穴结构内而形成的复合物。药物经包合后具有以下优点：①掩盖药物的不良气味，降低刺激性；②增加药物的溶出度与生物利用度；③提高药物的稳定性；④液体药物粉末化。

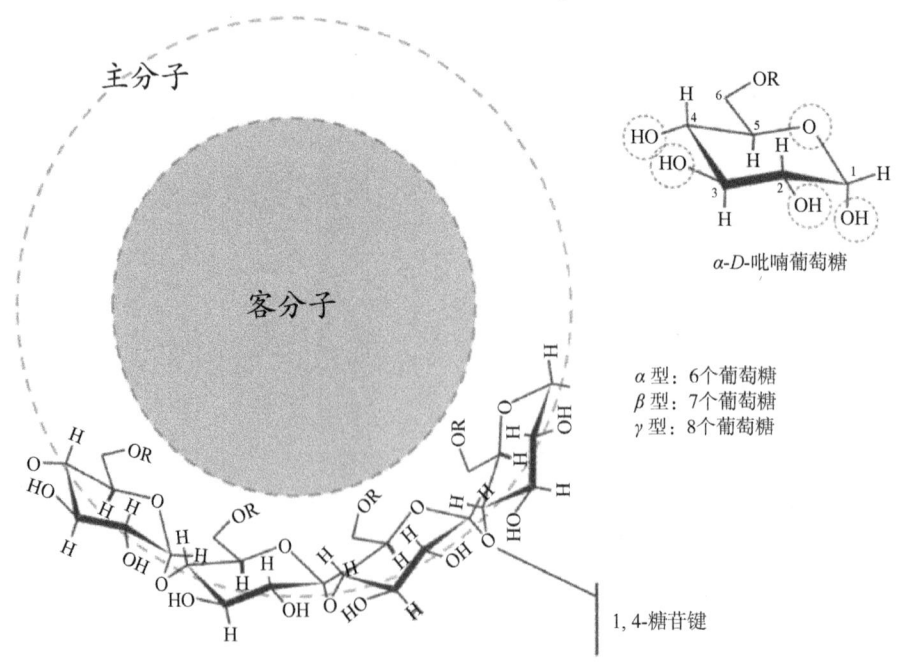

目前，环糊精及其衍生物是一类应用较为广泛的包合材料。环糊精是由 6～12 个葡萄糖分子以 α-1,4-糖苷键连接形成的环状低聚糖化合物，具有中空圆筒状结构；常见的 α、β、γ 三种环糊精，分别由 6、7、8 个葡萄糖分子组成，其中 β-环糊精最常用（图 2-8-1）。

图 2-8-1　包合物的结构

被包合的药物可以是难溶性药物、水溶性药物或油性药物。包合物是制剂的一种中间体，可进一步制成溶液剂、注射剂、片剂或胶囊剂等剂型。

2. 包合物的形成原理

包合作用是物理过程，主分子和客分子之间不发生化学反应。包合物的形成主要取决于主客分子的立体结构和两者的极性，包合物的稳定性主要依赖于主客分子间范德瓦耳斯引力的大小。客分子的大小、形状应与主分子的空穴结构相适应，以产生足够强的范德瓦耳斯力而形成稳定的包合物（图 2-8-2）。

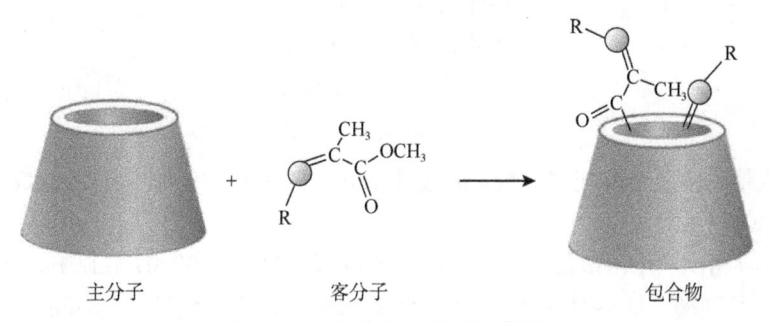

图 2-8-2 包合物的形成示意图

包合物中主客分子比为非化学计量比，包合物的产率和含量与客分子的大小和主分子的空穴数有关；在不同的包合条件下（主客分子比例、温度、附加剂、pH），包合物的产率和含量也存在较大的差异。因此，明确药物的理化性质（如分子结构及大小、相对分子质量、溶解性、稳定性等），选择适宜的包合材料、优化包合方法是提高包合物含量、产率及稳定性的关键。

3. 包合物的制备及验证

包合物的制备方法有饱和水溶液法、研磨法、冷冻干燥法、喷雾干燥法及超声波法等。本试验采用的饱和水溶液法，主要是利用 β-环糊精在水中的溶解度具有较大的温度依赖性。20℃时 β-环糊精在水中的溶解度为 1.85g/100mL，在 40℃、60℃、80℃、100℃时的溶解度分别为 3.7g/100mL、8.0g/100mL、18.3g/100mL、25.6g/100mL，溶解度随着温度的升高而显著增加。因此，高温时将主分子的饱和水溶液与客分子的溶液混合，待包合过程完成后降低温度，使包合物从水中析出，从而分离得到包合物。

包合物的验证主要是鉴别药物是否被包入包合材料的空穴，以及主客分子的相互作用方式。X 射线衍射法、红外光谱法、核磁共振法、荧光光度法、热分析法、圆二色谱法、薄层色谱法、紫外分光光度法等方法均可用于包合物的验证。

三、实验内容

（一）实验材料与设备

1. 试剂与试药

陈皮油、黄芩苷、β-环糊精、硅胶 G 薄层板、无水乙醇、石油醚、香草醛、浓硫酸、蒸馏水等。

2. 仪器与设备

分析天平、烧杯（500mL）、布氏漏斗、真空泵、层析缸、恒温磁力搅拌器、差热分析仪、红外光谱仪、X 射线衍射仪、烘箱等。

（二）实验步骤

1. 陈皮油 β-环糊精包合物的制备

［处方］

陈皮油	2mL
β-环糊精	16g
无水乙醇	10mL
蒸馏水	200mL

［制法］

（1）陈皮油乙醇溶液的配制：量取陈皮油 2mL（约 1.75g），加 10mL 无水乙醇溶解，即得，备用。

（2）β-环糊精饱和水溶液的配制：量取 200mL 蒸馏水置 500mL 烧杯中，在磁力搅拌下加入 16g 的 β-环糊精，加热至 60℃±1℃，制得澄明的 β-环糊精饱和水溶液，恒温搅拌，备用（图 2-8-3）。

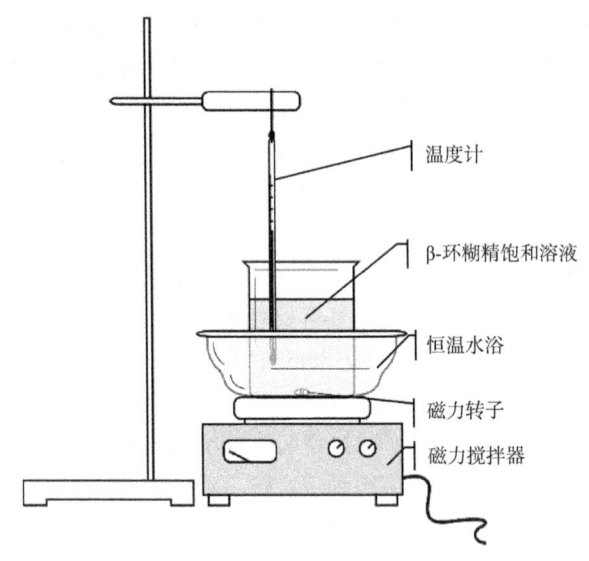

图 2-8-3　包合物制备实验装置

（3）包合物的形成：在 60℃ 恒温搅拌下，将陈皮油乙醇溶液缓慢滴入 β-环糊精饱和水溶液中，至出现浑浊并逐渐有白色沉淀析出，持续搅拌 1h 后停止加热，继续搅拌使溶液降至室温，再于冰浴中冷却至 10℃以下，使沉淀完全析出。

（4）包合物的处理：抽滤，50℃真空干燥，称重，即得。

［注解］

（1）β-环糊精饱和水溶液需在 60℃±1℃ 恒温，避免温度下降使溶液出现浑浊。

（2）饱和水溶液法制备难溶性药物的包合物时，一般需用少量溶剂（如乙醇、丙酮等）溶解药物，再制备包合物。

［质量检查］

（1）外观、性状检查。

（2）包合物的验证。

陈皮油包合物的验证方法：差示热分析法（DTA 法）

样品的制备：陈皮油为样品 A，β-环糊精为样品 B，陈皮油-β-环糊精包合物为样品 C，按包合物中的比例称取陈皮油与 β-环糊精，两者的混合物为样品 D。

DTA 条件：以 α-Al$_2$O$_3$ 作为参比物，静态空气为气氛，量程为 ±100μV，升温速率为 10℃/min，称取大致等量（约 4mg）的样品与参比物。

陈皮油包合物的验证方法：薄层色谱法（TLC 法）

样品的制备：①陈皮油无水乙醇溶液为样品 A；②陈皮油石油醚溶液为样品 B；③陈皮油-β-环糊精包合物加无水乙醇适量，振摇，取上清液为样品 C；④陈皮油-β-环糊精包合物加石油醚适量，振摇，取上清液为样品 D。

TLC 条件：取样品 A、B、C、D 各约 10μL，点于同一硅胶 G 板上，用正己烷-氯仿（40∶1）为展开剂，展开前将硅胶板置于展开槽中饱和 10min，上行展开，展距 15cm，5%香草醛浓硫酸溶液为显色剂，喷雾后烘干显色。也可用 30%硫酸乙醇溶液为显色剂，喷雾后烘烤 15min，显色。

2. 黄芩苷 β-环糊精包合物的制备

［处方］

黄芩苷	2g
β-环糊精	16g
无水乙醇	10mL
蒸馏水	200mL

［制法］

（1）黄芩苷乙醇溶液的配制：称取黄芩苷 2g，加 10mL 的无水乙醇，溶解，备用。

（2）β-环糊精饱和水溶液的配制：量取 200mL 蒸馏水置 500mL 烧杯中，在磁力搅拌下加入 16g 的 β-环糊精，加热至 60℃±1℃使成澄明饱和水溶液，恒温搅拌，备用。

（3）黄芩苷 β-环糊精包合物的制备：60℃恒温搅拌下，将黄芩苷乙醇溶液缓慢滴入 β-环糊精饱和水溶液中，搅拌 1.5h 后停止加热，继续搅拌至室温，再于冰浴中冷却至 10℃以下，使沉淀完全析出，抽滤，于 60℃真空干燥 1h，称重，即得。

［注解］

（1）黄芩苷性质不稳定、水溶性差、生物利用度低，制成包合物后有利于改善药物的溶解度和稳定性，可用于进一步的制剂加工。

（2）除饱和水溶液法制备黄芩苷包合物外，还可以采用喷雾干燥法、研磨法、冷冻干燥法等方法制备。

［质量检查］

（1）外观、性状检查。

（2）包合物的验证。

黄芩苷包合物的验证方法：差示量热扫描法（DSC 法）

样品的制备：黄芩苷为样品 A，β-环糊精为样品 B，黄芩苷-β-环糊精包合物为样品 C，按包合物中的比例称取黄芩苷与 β-环糊精，两者的混合物为样品 D。

DSC 条件：以 α-Al$_2$O$_3$ 作为参比物，测定气体为空气，温度范围为 50～280℃，升温速率为 10℃/min，分别称取等量的样品与参比物。

黄芩苷包合物的验证方法：粉末 X-射线衍射法（XRD 法）

样品的制备：黄芩苷为样品 A，β-环糊精为样品 B，黄芩苷-β-环糊精包合物为样品 C，按包合物中的比例称取黄芩苷与 β-环糊精，两者的混合物为样品 D。

测试条件：Co 射线，管压为 40kV，管流为 15mA，扫描速度为 10℃/min，时间常数为 2s，衍射角为 30°～50°。

黄芩苷包合物的验证方法：红外光谱法（FTIR 法）

样品的制备：采用 KBr 压片法。黄芩苷为样品 A，β-环糊精为样品 B，黄芩苷 β-环糊精包合物为样品 C，按包合物中的比例称取黄芩苷与 β-环糊精，两者的混合物为样品 D。

测试条件：扫描范围为 4000～400cm^{-1}，分辨率为 4cm^{-1}，扫描次数为 1 次。

四、实验结果与讨论

1. 观察并记录所得包合物的外观、性状。
2. 包合物的验证

（1）绘制 TLC 图，比较包合前后药物的特征斑点及 R_f 值，判断是否形成包合物。

（2）根据 DTA 或 DSC 图，比较包合前后药物的峰形及峰温的变化情况，判断是否形成包合物。

（3）根据 X-射线衍射图谱，比较包合前后药物特征衍射峰的变化情况，判断是否形成包合物。

（4）根据红外光谱图，比较包合前后药物特征峰的峰形、峰位及峰强等变化情况，判断是否形成包合物。

五、思考题

1. 饱和水溶液法制备 β-环糊精包合物的关键是什么？应如何进行控制？
2. 陈皮油包合物为什么选择 β-环糊精为主分子？β-环糊精具有什么特点？
3. 本实验采用饱和水溶液法制备包合物，还有哪些方法可以制备环糊精包合物？
4. 除 TLC 与 DTA（DSC）以外，还有哪些方法可用于验证是否形成包合物？

（编写老师：马　燕）

实验九　微囊的制备

（基础性实验）

一、目的要求

1. 掌握复凝聚法制备微囊的原理和方法。
2. 熟悉影响微囊形成的因素及解决方法。
3. 了解制备微囊常用的高分子囊材。

二、实验原理

1. 微囊概述

微囊（microcapsules）系指利用天然或合成的高分子材料（统称为囊材）作为囊壳，将固态或液态药物包裹而成的贮库式微型胶囊，其粒径通常在 1～250μm（图 2-9-1）。微囊可以掩盖药物的不良气味及口味；提高药物的稳定性；防止药物在胃内失活或减少对胃的刺激；使液态药物固态化便于应用与贮存；减少复方药物的配伍变化；可以制成缓控释制剂和靶向制剂。

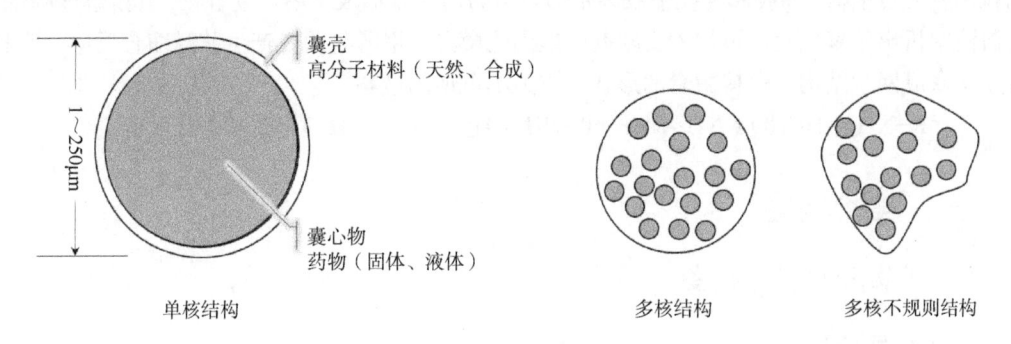

图 2-9-1　微囊的结构

2. 微囊的囊材

高分子囊材一般要求性质稳定；具有适宜的释药速率或可定位释药；无毒、无刺激性；能与药物配伍；有一定的强度和可塑性；具有符合要求的生物相容性及理化性质等。

根据来源囊材可以分为三类。

（1）天然高分子材料：明胶、阿拉伯胶、海藻酸钠、壳聚糖、白蛋白等。

（2）半合成高分子材料：羧甲基纤维素钠、乙基纤维素、羟丙甲纤维素、甲基纤维素、醋酸纤维素酞酸酯等。

（3）合成高分子材料：聚乳酸、丙交酯-乙交酯共聚物、聚酸酐、聚乙烯醇等。

3. 微囊的制备

微囊的制备方法包括物理化学法（也称为相分离法）、物理机械法和化学法。可以根据药物性质、囊材性质、微囊粒径、释药性能、设备等选择不同的制备方法。其中，物理化学中较常用的是单凝聚法和复凝聚法（图 2-9-2）。

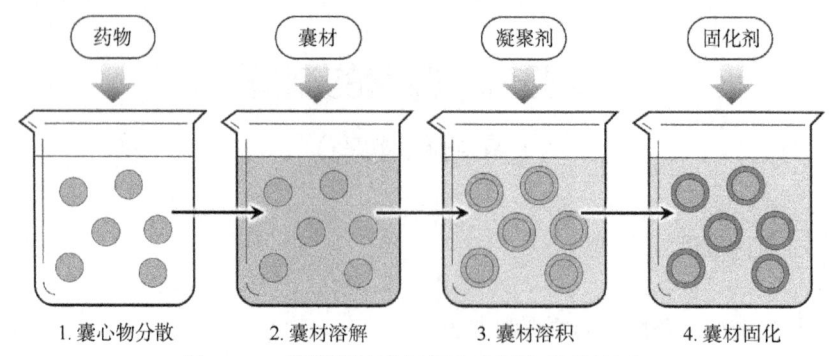

图 2-9-2　单凝聚法及复凝聚法制备微囊的原理

（1）单凝聚法：系以一种高分子化合物为囊材，将囊心物分散在囊材溶液中，加入凝聚剂使囊材溶解度降低，从而使其从溶液中析出凝聚成囊，再加入交联剂固化微囊的方法。常用的凝聚剂有强亲水性的电解质（如硫酸钠、硫酸铵等）和强亲水性的非电解质（如乙醇等）。这种凝聚具有可逆性，一旦解除凝聚的条件（如加水稀释），就可发生解凝聚，使凝聚的囊材溶解，在制备的过程中利用这种可逆性可以改善微囊的囊形。

（2）复凝聚法：系以两种带相反电荷的高分子材料作为复合囊材，在一定条件下发生交联而凝聚成囊的方法。例如，以明胶和阿拉伯胶为复合囊材，将囊心物以混悬或乳化的形式分散于明胶和阿拉伯胶的水溶液中，将溶液的 pH 调至低于明胶的等电点使之带正电荷，而阿拉伯胶带负电荷，明胶和阿拉伯胶因带静电引力而交联形成不溶性复合物，其溶解度降低，自溶液中析出凝聚成囊，再加入交联剂甲醛固化微囊。甲醛与明胶产生胺醛缩合反应，明胶分子交联成网状结构，保持微囊的形状，成为不可逆的微囊。

$$R-NH_2+HCHO+NH_2-R' \longrightarrow R-NH-CH_2-NH-R'+H_2O（胺醛缩合反应）$$

三、实验内容

（一）实验材料与设备

1. 试剂与试药

液体石蜡、明胶、阿拉伯胶、甲醛、乙酸、氢氧化钠、硫酸钠等。

2. 仪器与设备

恒温磁力搅拌器、pH 计、光学显微镜等。

（二）实验步骤

1. 液体石蜡微囊的制备（单凝聚法）

［处方］

液体石蜡	2g
明胶（A 型）	2g
36%甲醛	3mL
10%乙酸	适量
40%硫酸钠	适量
20%氢氧化钠	适量
纯化水	适量

[制法]

（1）明胶溶液的配制：称取 2g 明胶置烧杯中，加入 10mL 纯化水浸泡溶胀直至明胶溶解（必要时可加热），50℃保温，备用。

（2）40%硫酸钠溶液的配制：称取 36g 无水硫酸钠，加 90mL 纯化水混匀，于 50℃溶解并加盖保温，备用。

（3）硫酸钠稀释液的配制：根据成囊体系中所含硫酸钠的浓度（如为 a%），再增加 1.5%，即（a+1.5）%，配成该浓度的硫酸钠稀释液，于 50℃保温，备用。

（4）液体石蜡乳液的制备：称取 2g 液体石蜡，加至明胶水溶液中，研磨成初乳，加水稀释至 60mL，用 10%乙酸溶液调节 pH 至 3.5～3.8，即得，备用。

（5）液体石蜡微囊的制备：将液体石蜡乳液置于烧杯中，于 50～55℃恒温搅拌。量取一定量 40%硫酸钠稀释液，缓慢滴入上述乳液中，至显微镜观察以凝聚成囊为度，并计算出体系中硫酸钠的百分比浓度，从而得到硫酸钠稀释液的浓度。将体积为成囊体系 3 倍的稀释液加至上述溶液中，使凝聚囊分散，静置使其沉降完全。倾去上清液，用硫酸钠稀释液洗 2～3 次后，将凝聚囊混悬于 300mL 硫酸钠稀释液中。加入 3mL 甲醛，搅拌 15min，用 20%氢氧化钠调节 pH 至 8～9，继续搅拌 30min 后，静置。倾去上清液，抽滤，沉淀用水洗至无甲醛味（可用 Schiff 试剂检查滤液不显色），抽干，即得。

[注解]

（1）所用水均为纯化水，避免粒子干扰而影响凝聚成囊。

（2）液体石蜡乳液采用湿胶法制备。制备乳液时，明胶起乳化作用；加入 40%硫酸钠溶液使明胶凝聚成囊时，明胶又为囊材。

（3）A 型明胶在 pH 3.2～3.8 时，明胶分子中有较多 NH_4^+，可吸附大量水分子，使凝聚囊的流动性改善，易于成囊。

（4）高浓度硫酸钠溶液温度低时会析出晶体，因此配制完成后应加盖于 50℃保温，备用。

（5）用稀释液反复洗涤凝聚囊的目的是洗去未凝聚的明胶，避免在交联固化微囊时形成胶状物。

[质量检查]

外观、性状检查。

2. 液体石蜡微囊的制备（复凝聚法）

[处方]

液体石蜡	2g
阿拉伯胶	2g
明胶（A 型）	2g
36%甲醛	2mL
10%乙酸	适量
20%氢氧化钠	适量
纯化水	适量

[制法]

（1）明胶溶液的配制：称取 2g 明胶置烧杯中，加入 40mL 纯化水浸泡溶胀直至溶解（必要时可加热），50℃保温备用。

（2）液体石蜡乳液的制备：称取 2g 阿拉伯胶置研钵中，将 2g 液体石蜡滴入阿拉伯胶中，研磨分散均匀。量取少量纯化水（约 2.5mL）加至上述研钵中，研磨制得初乳。继续加水研磨，最终稀释至 40mL，即得。于显微镜下检查。将上述乳液转移至 500mL 烧杯中，50℃保温，备用。

（3）液体石蜡微囊的制备：将明胶溶液加至液体石蜡乳液中，50℃恒温搅拌（图 2-9-3）。滴加 10%乙酸溶液调节 pH 至 4.0，继续搅拌 15min 后，于显微镜下观察成囊情况。将 160mL 约 30℃纯化水加入上述成囊体系中，于冰浴中搅拌至 10℃以下，加入 36%甲醛溶液 2mL，继续搅拌 15min。用 20%氢氧化钠调节 pH 至 8～9，继续搅拌 30min 后，静置。倾去上清液，抽滤，沉淀用水洗至无甲醛味（可用 Schiff 试剂检查滤液不显色），抽干，即得。

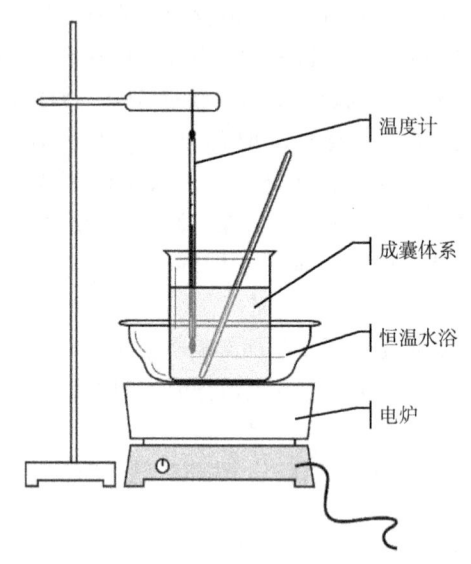

图 2-9-3　复凝聚法制备微囊装置

［注解］

（1）高分子囊材明胶的溶解过程较缓慢，需先加水使其充分溶胀后，再加热完全溶解形成明胶溶液。

（2）液体石蜡乳液采用干胶法制备，本法适用于阿拉伯胶或阿拉伯胶与西黄蓍胶的混合胶。本实验中，阿拉伯胶既是乳化剂，又是囊材；制备初乳，研磨时要避免形成胶块，并沿同一个方向研磨，直至形成均匀的胶体并伴有明显的"噼啪"声。

（3）加 160mL 的纯化水稀释微囊的目的是改善囊形、避免粘连，稀释剂的用量一般为成囊体系体积的 2～3 倍。

［质量检查］
外观、性状检查。

四、实验结果与讨论

1. 绘制光学显微镜下观察的乳滴和微囊的形态图。
2. 微囊制备过程中的现象及问题。

五、思考题

1. 比较单凝聚法和复凝聚制备微囊的工艺过程及操作要点。
2. 比较单凝聚法和复凝聚法制备微囊的异同点。
3. 以明胶为囊材,使用交联剂固化微囊的原理和适宜条件是什么?
4. 本实验采用复凝聚法制备微囊时,为何选择 A 型明胶?

(编写老师:马 燕、凌家俊)

实验十 中药浸出制剂的制备

（基础性实验）

一、目的要求

1. 掌握流浸膏剂、酊剂、煎膏剂、颗粒剂、口服液剂等中药浸出制剂的制备方法。
2. 熟悉渗漉法、煎煮法、双提法等中药材提取方法和操作关键。
3. 熟悉中药提取液的过滤、水提醇沉法等分离和纯化的方法。
4. 了解相对密度及含醇量的测定方法。

二、实验原理

1. 中药浸出制剂概述

浸出技术是用适当的溶剂和方法，从药材（动物、植物、矿物）中浸出有效成分的工艺技术，中药浸出制剂是以中药材为原料，基于浸出技术制备的各种制剂。常见的中药浸出制剂有汤剂、合剂、口服液剂、酒剂、酊剂、流浸膏剂、浸膏剂、煎膏剂、颗粒剂等。本实验选取了其中几种代表剂型进行制备。

（1）流浸膏剂（fluid extract）：是指药材用适宜的溶剂浸出有效成分，蒸去部分或全部溶剂，并调整浓度至规定标准而制成的液体状态的剂型。流浸膏剂少数直接应用于临床，多数用作其他剂型的制备原料，流浸膏剂可进一步制成酊剂、合剂、糖浆剂等剂型。流浸膏剂常采用渗漉法制备。流浸膏剂对于浓度有明确要求，即每 1mL 相当于原药材 1g（药材比量法）。在质量方面，要求含药量符合规定，含醇量大于 20%，无沉淀分层，且避光保存。

（2）酊剂（tincture）：是指药物（或药材）用规定浓度乙醇溶解、稀释或浸出而得的澄清液体制剂。酊剂的制备方法有溶解法、稀释法、浸渍法和渗漉法。酊剂的浓度要求是，每 100mL 相当原药物 20g（剧毒药为 10g）。在质量方面，要求澄清（不能有沉淀），含醇量符合要求。同学们学习中应特别注意酒剂与酊剂的区别。

（3）煎膏剂（electuary）：又称膏滋，是药材用水煎煮，去渣浓缩后，加炼糖或炼蜜制成的稠厚半流体剂型。煎膏剂对药材的提取采用煎煮法，主要辅料为炼糖或炼蜜。煎膏剂的制备工艺流程为：①提取：煎煮 2～3 次，每次 2～3h；②浓缩：浓缩至"清膏"可采用密度测定法或经验法进行判定；③收膏：加入炼糖或炼蜜（不超过清膏 3 倍、相对密度约 1.4）进行收膏；④分装：采用大口容器，放冷后分装。煎膏剂应特别注意要避免贮存期间出现"返砂"现象，这与煎膏中所含总糖量与转化糖量有关，总糖量应控制在 85%以下，蔗糖转化率应为 40%～50%，在炼糖过程中，控制糖的适宜转化率是防止"返砂"的关键。

（4）中药颗粒剂：是中药提取物与适宜的辅料或药材细粉制成具有一定粒度的颗粒状制剂。中药颗粒剂分为可溶颗粒剂、混悬颗粒剂及泡腾颗粒剂，也有压制成块状的块状颗粒剂。中药颗粒剂可以看作汤剂的改良剂型，多数中药颗粒剂采用糖粉作为稀释剂，能改善口感，因此有人称中药颗粒剂为"干糖浆剂"。中药颗粒剂有多种制粒方法，其中最常用的方法是传统挤出制粒法，该法的大致流程为：提取→混合→制软材→制湿颗粒→干燥→整粒→质检→

分装，制湿颗粒所用筛网常为一号筛，整粒常用一号筛和五号筛。质量检查项目有性状、粒度、水分、溶化性、装量差异、装量和微生物限度。其中粒度方面，要求不能通过一号筛和能通过五号筛的颗粒和粉末的总和，不得超过15%。

（5）中药口服液剂：是按单剂量灌装的中药合剂。合剂（mixture）系指中药饮片用水或其他溶剂，采用适宜方法提取制成的口服液体制剂。中药口服液剂也是汤剂的改良剂型，与汤剂相比，药物浓度高，服用剂量小，携带与贮藏方便，质量稳定，但不能随证加减。中药口服液剂的制备工艺流程为：浸提→精制→浓缩→配液→分装→灭菌。药材中若含有挥发性有效成分，应先用水蒸气蒸馏提取挥发性成分，另器保存（留待配液时加入）。药渣再与处方中其他药材共同煎煮提取，即"双提法"。口服液剂的质量检查项目有性状、相对密度、pH、装量及微生物限度。

2. 中药材的浸提方法

中药材的常用浸提方法有煎煮法、浸渍法、渗漉法、回流法、水蒸气蒸馏法、CO_2超临界流体提取法等。

（1）煎煮法：是以水为溶剂，将药材加热煮沸一定时间，从而提取药材成分的浸提方法。该法提取成分较多，但提取液杂质较多，易霉败，适用于耐湿耐热的水溶性成分提取。分为常压煎煮和高压煎煮。

（2）浸渍法：是用定量溶剂，在常温或温热下，将药材浸泡一定时间，以提取药材有效成分的浸提方法。与煎煮法相比，浸渍法可避免大量无效成分浸出，缺点是耗时长，效率差。适用于黏性大、无组织结构，新鲜、易膨胀，含遇热易破坏、易挥发性成分等药材的提取。常见类型有冷浸渍法、热浸渍法和重浸渍法。

（3）渗漉法：是将药材粗粉装入渗漉器内，在药材粗粉上添加溶剂使其渗过药粉，在流动过程中浸出有效成分的方法。该法是动态浸出，效率高，但需时长，且不宜用水作溶剂。适用于贵重药、毒性药，有效成分含量低，黏性小、有组织结构，在溶剂中不易膨胀的药材。常见类型有单渗漉法、重渗漉法、加压渗漉法、逆流渗漉法等。实验中所采用的单渗漉法操作流程为：粉碎药材→润湿药材→药材装筒→排除气泡→浸渍药材→收集渗漉液。

（4）回流法：是采用挥发性浸提溶剂，溶液被加热蒸发后又被冷凝，重复流入浸出器中浸提药材，周而复始，直至有效成分提取完全。该法优点是溶剂不损失，且成分提取完全，不足的是药物受热温度较高，受热时间长。适用于药材中的成分对热稳定，且溶剂为挥发性有机溶剂的情形。回流法又分为回流热浸法和回流冷浸法。

（5）水蒸气蒸馏法是将含有挥发性成分药材与水共蒸馏，使挥发性成分随水蒸气一并馏出的一种浸出方法。该法适用于具挥发性，且难溶或不溶于水的成分的浸提，如挥发油的浸提。

（6）CO_2超临界流体提取法：是利用CO_2超临界流体为提取溶剂的提取技术。该法提取效率高，通过调整压力可选择性提取出所需成分，使用CO_2可在常温附近操作（T_c为31.05℃），工艺流程简单，操作方便。适用于脂溶性、小分子热敏物质。

3. 中药提取液的处理方法

为满足制剂需要，中药提取液还需进行分离、纯化、浓缩、干燥等处理操作。

（1）分离：是除去提取液中固体沉淀物的操作。沉降分离法是自然放置，利用密度差实现分离，离心分离法是通过离心来加速固体物的沉降，过滤分离法是利用滤孔来截留固体粒子实现分离。

(2) 纯化：是保留有效成分，除去无效成分及其他杂质的操作。水醇法是最常用的方法，它通过改变溶剂极性的大小，利用有效成分和杂质成分在不同极性溶剂中溶解度的不同来去除水溶性或水不溶性杂质，分为水提醇沉法和醇提水沉法。大孔树脂法通过选择性吸附有效成分实现纯化，大孔树脂是一种高聚物，具多孔结构，吸附力大小可根据需要选择。酸碱法利用成分溶解度随pH变化的特性实现纯化。结晶法通过温度改变使成分的溶解度发生变化析出结晶而纯化。盐析法利用无机盐使高分子杂质（如蛋白质）析出而除杂。透析法利用半透膜对不同分子量化合物存在通透性差异的特点而"筛"去杂质分子。澄清剂法通过改变溶剂黏度、吸附或包合实现纯化。

(3) 浓缩：是除去部分溶剂的操作，目的是缩小体积以满足制剂需要。浓缩的方法有蒸发、蒸馏、反渗透等。沸腾蒸发是生产中常用的浓缩方法，分为常压浓缩、减压浓缩和薄膜浓缩。沸腾蒸发效率的衡量指标是蒸发器的生产强度（U），即单位时间、单位面积上所蒸发的溶剂量。

(4) 干燥：是进一步除去几乎全部溶剂的操作，以满足制剂或稳定性的需要。干燥的方法有常压干燥、减压干燥、喷雾干燥、沸腾干燥、红外干燥、冷冻干燥等。

三、实验内容

（一）实验材料与设备

1. 试剂与试药

远志（中粉）、益母草、大青叶、板蓝根、连翘、拳参、黄芪、防风、白术（炒）、红糖、蔗糖粉、糊精、浓氨溶液、25%氨溶液、60%乙醇、乙醇、0.1%酒石酸、蒸馏水。

2. 仪器与设备

小型渗漉装置、挥发油提取器、减压回收装置、量筒、锥形瓶、电炉、煎煮锅、水浴锅、蒸发皿、布氏漏斗、抽滤瓶、药筛（一号及五号）、口服液瓶、脱脂棉、滤纸、pH试纸。

（二）实验步骤

1. 远志流浸膏的制备（流浸膏剂）

［处方］

远志（中粉）	50g
浓氨溶液	适量
60%乙醇	加至 50mL

［制法］

按渗漉法制备（图 2-10-1）：

（1）润湿药材：取远志（中粉）50g，用60%乙醇作溶剂，浸渍30min。

（2）药材装筒：将润湿后的远志（中粉）分次装入渗漉筒中，注意分次装入，层层压平，上盖滤纸和砂层（防止加溶剂时粉柱松动）。

（3）排除气泡：将60%乙醇从渗漉筒上部加入，完全开启渗漉筒下部的流速控制夹，让乙醇快速流过粉柱，将气泡冲出。

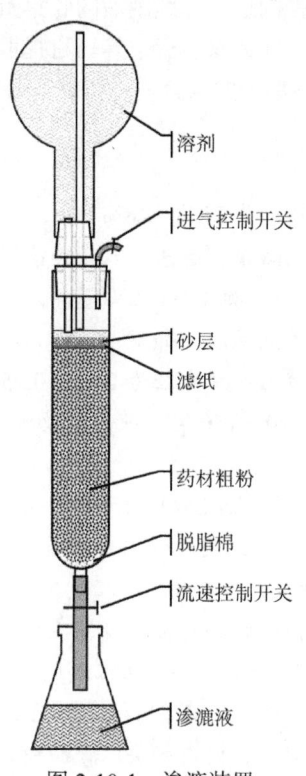

图 2-10-1 渗漉装置

（4）浸渍药材：关闭流速控制开关，加入 60%乙醇，保持液面高于粉柱上部，浸渍 24～48h，使药材充分渗透。

（5）收集渗漉液：自粉柱上部加入 60%乙醇，调节流速控制开关，流速 1～3mL/min（渗漉过程保持液面盖过粉柱上部），收集初漉液 42.5mL，另器保存；继续渗漉，收集续漉液，待有效成分完全漉出。

（6）渗漉液处理：将上述续漉液于 60 ℃以下浓缩至稠膏状，与初漉液合并，混合后加入浓氨溶液适量，使呈微碱性，并有氨臭，再加 60%乙醇稀释至 50mL，静置，待澄清，滤过，即得。

[注解]

（1）远志流浸膏为祛痰药，用于咳痰不爽。

（2）药材装柱前需充分浸泡，目的是使药材在渗漉前充分膨胀，以免堵塞渗漉通道，浸泡时间 15min 至 6h，依药材质地而定；装柱后也需要浸渍较长时间，目的是使药材充分渗透，提高渗漉的效率。

（3）药材装柱前可用少量脱脂棉润湿后铺在渗漉筒底部以防药粉漏出，装柱时应注意填充要均匀，并且松紧适宜。过松会导致流速过快，浸提不完全；过紧则易堵塞渗漉通道。注意操作时分次装入，层层压平。

（4）排气的目的是防止渗漉不均匀。排气时要注意保持溶剂液面要盖过粉柱，加溶剂时要防止溶剂冲动粉柱而改变原有松紧度。排气后的溶剂不可丢弃，可重新用作正式渗漉的溶剂。

（5）注意渗漉过程中流速应控制适当，续漉液的收集量可依渗漉液的颜色而定。

（6）浓氨溶液为浸提辅助剂，在人参、远志等药材提取其皂苷时，加入稍过量的浓氨溶液，使 pH 在弱碱性，可防止酸性皂苷的水解。

［质量检查］

（1）外观、性状检查。

（2）含醇量测定：本品含醇量应为 38%～48%。

乙醇量测定法：气相色谱法

《中国药典》2020 年版（四部）通则 0711 乙醇量测定法有两种方法，即气相色谱法和蒸馏法，其中气相色谱法第二法（填充柱法）如下：

（1）色谱条件与系统适用性试验：用直径为 0.18～0.25mm 的二乙烯苯-乙基乙烯苯型高分子多孔小球作为载体，柱温为 120～150 ℃。理论板数按正丙醇峰计算应不低于 700，乙醇峰与正丙醇峰的分离度应大于 2.0。

（2）校正因子测定：精密量取恒温至 20℃的无水乙醇 4mL、5mL、6mL，分别置 100mL 量瓶中，分别精密加入恒温至 20℃的正丙醇（内标物质）5mL，用水稀释至刻度，摇匀（必要时可进一步稀释）。取上述三种溶液各适量，注入气相色谱仪，分别连续进样 3 次，测定峰面积，计算校正因子，所得校正因子的相对标准偏差不得大于 2.0%。

（3）测定法：精密量取恒温至 20℃的供试品溶液适量（相当于乙醇约 5mL），置 100mL 量瓶中，精密加入恒温至 20℃的正丙醇 5mL，用水稀释至刻度，摇匀（必要时可进一步稀释），取适量注入气相色谱仪，测定峰面积，按内标法以峰面积计算，即得。

2. 远志酊的制备（酊剂）

［处方］

远志流浸膏	20mL
60%乙醇	适量
25%氨溶液	适量
共制	100mL

［制法］

取上面制得的远志流浸膏 20mL，加适量 60%乙醇使成 100mL，混合后，静置，滤过，即得。

［注解］

远志酊为祛痰药，用于咳痰不爽。

［质量检查］

（1）外观、性状检查：本品为棕色澄明液体。

（2）含醇量测定：乙醇含量应为 50%～58%。

3. 益母草膏的制备（煎膏剂）

［处方］

益母草	50g
红糖	12.6g
0.1%酒石酸	适量

［制法］

（1）提取：取益母草 50g，洗净切碎，置煎煮锅中，加水高于药材 3~4cm，煎煮 2 次，每次 0.5h，合并煎液，滤过。

（2）浓缩：滤液浓缩至相对密度 1.21~1.25（80~85℃），得清膏。

（3）红糖炼制：称取红糖 12.6g，加入糖量 1/2 的水及 0.1%酒石酸，直火加热熬炼，不断搅拌至呈金黄色，得炼糖。

（4）收膏：将炼糖加入清膏，继续浓缩至规定的相对密度（约 1.4），即得。

［注解］

（1）益母草膏为理血剂，具有活血、调经之功效。主治血瘀所致的月经不调、产后恶露不绝，症见月经量少、淋漓不净，或产后出血时间过长等。

（2）提取液浓缩制清膏时，清膏的相对密度依品种而定，多为 1.21~1.25（80℃），少量制备时，也可用玻璃棒趁热蘸取浓缩液，滴于桑皮纸上，液滴周围无渗出水迹即可。

（3）煎膏剂所用的糖为《中国药典》所收载的蔗糖粉，有冰糖、白糖和红糖。红糖常为带蜜的甘蔗成品糖，未经提纯，富含维生素及多种微量元素，具有补血、破瘀、祛寒等功效。

（4）炼糖的目的在于除杂、杀灭微生物及减少水分，炼糖过程中应控制蔗糖粉转化率以防止"返砂"现象，适宜的转化率为 40%~50%，炼制时加入适量的酒石酸或枸橼酸，可促使糖的转化，炼制程度的判断方法为"滴水成珠，脆不黏牙，色泽金黄"。

［质量检查］

（1）外观、性状检查：本品为棕黑色稠厚半流体；气微，味苦甜。

（2）相对密度测定：本品加水 2 倍稀释后，相对密度应为 1.10~1.12。

相对密度测定法：比重瓶法

《中国药典》2020 年版（四部）通则 0601 相对密度测定法有三种方法，即比重瓶法、韦氏比重秤法和振荡型密度计法。液体药品的相对密度，一般用比重瓶测定；易挥发液体的相对密度，可用韦氏比重秤测定。液体药品的相对密度也可采用振荡型密度计法测定。用比重瓶测定时的环境（比重瓶和天平的放置环境）温度应略低于 20℃或各品种项下规定的温度。

其中比重瓶法如下：

取洁净、干燥并精密称定重量的比重瓶（图 2-10-2），装满供试品（温度应低于 20℃或各品种项下规定的温度）后，装上温度计（瓶中应无气泡），置 20℃（或各品种项下规定的温度）的水浴中放置若干分钟，使内容物的温度达到 20℃（或各品种项下规定的温度），用滤纸除去溢出侧管的液体，立即盖上罩。然后将比重瓶自水浴中取出，再用滤纸将比重瓶的外面擦净，精密稳定，减去比重瓶的重量，求得供试品的重量后，将供试品倾去，洗净比重瓶，装满新沸过的冷水，再照上法测得同一温度时水的重量，按下式计算，即得。

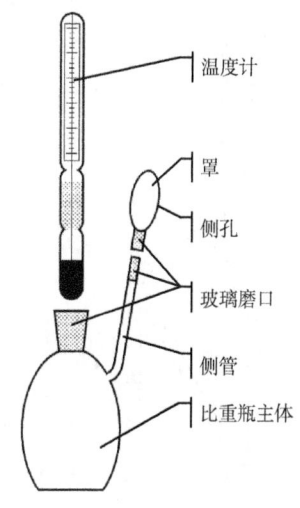

图 2-10-2 比重瓶

$$供试品相对密度 = \frac{供试品重量}{水重量}$$

4. 感冒退热颗粒的制备（颗粒剂）

[处方]

大青叶	50g
板蓝根	50g
连翘	25g
拳参	25g
蔗糖粉	适量
糊精	适量
乙醇	适量

[制法]

（1）按处方量取以上四味药材，加水煎煮两次，每次0.5h，合并煎液，滤过，得提取液。

（2）将提取液加热浓缩至相对密度约为1.08（90～95℃），冷至室温，加等量乙醇，搅匀，静置24h。

（3）过滤，上清液浓缩至无醇味，倍量加水，搅拌，静置8h。

（4）过滤，上清液浓缩至相对密度1.38～1.40（60～65℃）的浸膏。

（5）加入蔗糖粉与糊精的混合物（蔗糖粉：糊精＝3：1.25）适量，混匀，再加乙醇适量制成湿颗粒，干燥，整粒。

（6）按每袋18g分装，密封，即得。

[注解]

（1）本品清热解毒。用于上呼吸道感染、急性扁桃体炎、咽喉炎。

（2）采用煎煮法提取后，采用水提醇沉法进行纯化，除去水溶性杂质，乙醇需减压回收。

（3）湿颗粒的制备采用一号筛，整粒先用一号筛，大颗粒压碎，再用五号筛除去过多细粉。

5. 玉屏风口服液的制备（口服液剂）

[处方]

黄芪	60g
防风	20g
白术（炒）	20g
蔗糖粉	40g
蒸馏水	加至100mL

[制法]

（1）取防风20g，用挥发油提取器提取挥发油（图2-10-3），将挥发油及蒸馏后的水溶液另器保存。

（2）防风提油后的药渣与黄芪60g、白术（炒）20g，共同加水煎煮两次，第一次1.5h，第二次1h，合并煎液，过滤，滤液浓缩，加入乙醇静置过夜，使其沉淀。

（3）将上述醇沉后药液过滤，得上清液，减压回收乙醇，加水稀释，静置过夜，过滤，上清液适当浓缩。

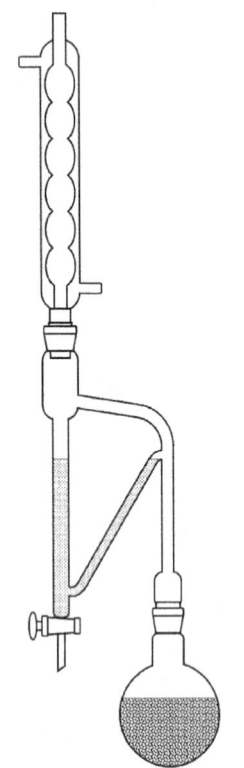

图2-10-3 提取挥发油

（4）取蔗糖粉40g制成单糖浆，与上述药液合并，加入挥发油及蒸馏后的水溶液，调整总量至100mL，混匀。

（5）过滤，灌装，灭菌，即得。

[注解]

（1）本品为补益剂，具有益气、固表、止汗之功效。用于表虚不固，自汗恶风，面色㿠白，或体虚易感风邪者。

（2）防风中的有效成分包括挥发油及不挥发部分，故采用双提法提取挥发油，并保留提油后的浸出液。

（3）本方的纯化方法采用水提醇沉法，乙醇需减压回收。

[质量检查]

外观、性状检查。

四、实验结果与讨论

1. 观察并记录所制的各种中药浸出制剂的外观和性状。
2. 在远志流浸膏制备中，观察并记录远志渗漉过程中漉液色泽的变化，讨论续漉液终点的判断方法。
3. 在益母草膏制备中，观察并记录红糖炼制过程中性状和色泽的变化，讨论红糖炼制程度的判断方法及对制剂的影响。
4. 在感冒退热颗粒制备中，重点观察并记录醇沉过程中沉淀生成现象及醇沉前后药液性状的变化，讨论水提醇沉法的除杂效果，以及醇沉时乙醇浓度如何确定。
5. 在玉屏风散的制备中，观察并记录挥发油及蒸馏液的性状和色泽，记录挥发油生成量随时间的变化情况，记录煎煮液在醇沉前后的变化。

五、思考题

1. 渗漉法的特点和适用性如何？渗漉过程中有哪些需要注意的问题？
2. 请说明药酒和酊剂的异同点。
3. 简述煎膏剂的特点及其制备过程中需要注意的关键问题，说明如何防止煎膏剂在贮藏过程中出现"返砂"。
4. 比较糖浆剂与煎膏剂的异同点。
5. 如果中药颗粒剂的处方中含有挥发性成分，该如何处理？
6. 水提醇沉法的原理是什么？它与醇提水沉法有何不同？说明二者的适用条件。
7. 什么是"双提法"？简述其操作原理和流程。
8. 哪些中药浸出制剂需要测定含醇量？为什么？
9. 中药的浸提方法中的浸渍法、煎煮法、渗漉法、回流法各有何优缺点？它们的适应范围如何？

（编写老师：凌家俊）

实验十一　药物制剂溶出度的测定

（基础性实验）

一、目的要求

1. 掌握片剂溶出度与释放度的测定及数据处理方法。
2. 熟悉溶出度与释放度测定的目的和意义。
3. 了解溶出仪的基本结构和使用方法。

二、实验原理

1. 溶出度概述

溶出度系指在规定溶剂中，活性药物从片剂、胶囊剂或颗粒剂等普通固体制剂中溶出的速率和程度，在缓释制剂、控释制剂、肠溶制剂及透皮贴剂等制剂中也称释放度。口服固体制剂服用后，在胃肠道中需经过崩解、分散和溶出过程，才能透过生物膜被机体吸收，达到一定血药浓度后而发挥药效。因此，药物的体内吸收取决于药物在生理条件下的溶解性、制剂中药物的溶出或释放速率及在胃肠道的渗透性。其中，药物的溶出和溶解对体内吸收具有显著的影响。体外溶出度实验在一定程度上可以预测药物的体内行为。

对于多数药物而言，体内吸收量与药物的体外溶出量成正比，尤其对难溶性药物，溶出过程可能成为其体内吸收的限速过程。如果药物不易从制剂中释放，或药物溶解速率缓慢，则制剂中药物的吸收就可能存在问题，导致生物利用度过低。另一方面，某些药理作用剧烈、安全指数小、吸收过快的药物，如果溶出速率太快，则可能产生不良反应，或使得药效的维持时间缩短。因此，在制剂过程中应合理控制药物的溶出速率。

药物的溶出度主要与药物的溶解度、晶型、颗粒大小等有关，还与制剂的生产工艺、辅料、贮存环境及溶出条件等因素有关。溶出度是片剂、胶囊剂等固体制剂质量控制的重要指标，研究溶出度的影响因素及控制措施，对于提高固体制剂的溶出度、提高生物利用度、指导安全用药等方面具有重要的意义。对于体内吸收差的难溶性药物、治疗剂量与中毒剂量接近的药物的固体制剂一般都应进行溶出度的检查。凡是检查溶出度的制剂，不再进行崩解时限的检查。在实际应用中，溶出度是指一定时间内药物溶出的程度，一般用标示量的百分率表示，如《中国药典》2020年版二部规定吲哚美辛片在45min时，吲哚美辛的溶出限度为标示量的80%。

2. 溶出度的测定方法

《中国药典》2020年版四部通则0931溶出度与释放度测定法包括第一法（篮法）、第二法（浆法）、第三法（小杯法）、第四法（桨碟法）、第五法（转筒法）、第六法（流池法）及第七法（往复筒法）。每种测定方法对于仪器装置和测定法的要求有所区别，应根据药物的理化性质、制剂的类型、溶出仪的配置等选择合适的测定方法。本实验采用篮法测定溶出度。

三、实验内容

（一）实验材料与设备

1. 试剂与试药

吲哚美辛片、吲哚美辛肠溶片、牛黄解毒片、盐酸、磷酸钠等。

2. 仪器与设备

溶出仪、分析天平、紫外-可见分光光度计、微孔滤膜滤器等。

（二）实验步骤

1. 吲哚美辛片溶出度测定

[原理]

吲哚美辛又名消炎痛，适用于解热、缓解炎性疼痛等。本品主要成分为吲哚美辛，其化学名称为2-甲基-1-(4-氯苯甲酰基)-5-甲氧基-1H-吲哚-3-乙酸（图2-11-1）。

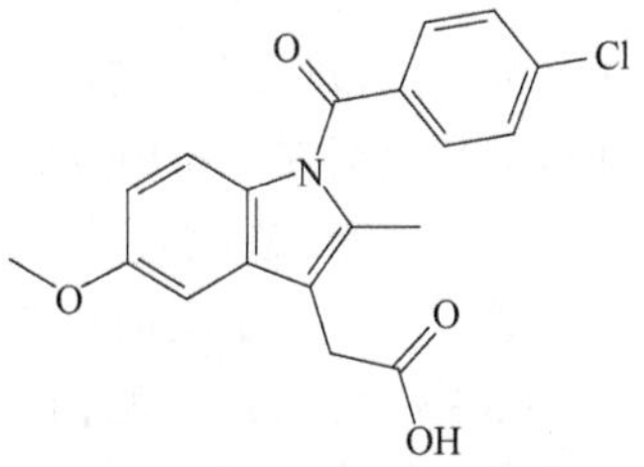

本实验采用紫外-可见分光光度法测定溶出过程中样品液的吲哚美辛浓度，测定波长为320nm，样品浓度的计算采用吸收系数法。

根据吸收系数法原理，样品液百分比浓度 C_i（g/mL）为：

$$C_i = \frac{A_i}{E_{1cm}^{1\%} \cdot l \cdot 100} \quad (11-1)$$

图 2-11-1 吲哚美辛化学结构

式中，A_i 为样品液的吸光度值，$E_{1cm}^{1\%}$ 为样品浓度为1%且吸收池光路长度为1cm时的样品液吸光度值，即吸收系数，l 为吸收池光路长度（cm）。

供试品100%溶出时的待测物浓度 C'（g/mL）为：

$$C' = \frac{m}{VD} \quad (11-2)$$

式中，m 为试验时供试品的标示量（g），V 为供试液的初始总体积（mL），D 为供试品送测前的稀释倍数。

由式（11-1）和式（11-2）可得出第 i 次取样时，待测物的累计溶出百分率：

$$累计溶出百分率（\%）= \frac{C_i}{C'} \times 100\% = \frac{A_i \cdot V \cdot D}{E_{1cm}^{1\%} \cdot l \cdot m \cdot 100} \times 100\% \quad (11-3)$$

大多数情况下吸收池光路长度为1cm，则式（11-3）转化为：

$$累计溶出百分率（\%）= \frac{A_i VD}{E_{1cm}^{1\%} m \cdot 100} \times 100\% \quad (11-4)$$

在本实验中，需要在不同时间点取样测定吸光度（A_i），利用式（11-4）计算相应时间点的吲哚美辛累计溶出百分率（%），计算时注意：①若样品液送测前不稀释，则稀释倍数 D 为1；②样品液体体积 V（mL）为1000mL；③本实验中吲哚美辛溶液浓度为1%且吸收池光路长度为1cm时，吸光度值 $E_{1cm}^{1\%}$ 为196；④供试品的初始量 m（g）按每片吲哚美辛的标示量25mg计，即0.025g。

对于溶出度实验的测定结果,《中国药典》2020 年版中有详细的判断标准,且不同品种的具体要求有所不同。本次实验中的吲哚美辛片测定时取 6 片,溶出度合格与否的判断标准为:①溶出曲线整体趋势符合预期;②45min 内的溶出量均达到标示量的 80%。

[方法]

按照《中国药典》2020 年版四部通则 0931 溶出度与释放度测定法第一法(篮法)方法 2 测定。以 1000mL 磷酸盐缓冲液(pH 6.8)为溶出介质,转速为 100r/min,取 6 片吲哚美辛片置于各转篮中,依法操作,分别于 5min、10min、15min、30min、45min 时取溶出液 5mL,同时补加 5mL 磷酸盐缓冲液(pH 6.8);样品滤过,取续滤液,照紫外-可见分光光度法(通则 0401),以磷酸盐缓冲液(pH 6.8)为空白对照,在 320nm 的波长处测定吸光度,按 $C_{19}H_{16}ClNO_4$ 的吸收系数($E_{1cm}^{1\%}$)为 196 计算每片的溶出量,45min 时的溶出限度应为标示量的 80%。

[注解]

(1)溶出介质一般为水、0.1mol/L 盐酸、磷酸盐缓冲液等,pH 一般在 1~6.8,最高不超过 8.0。溶出介质应新鲜配制和经脱气处理;如果溶出介质为缓冲液,当需要调节 pH 时,一般调节其值至规定 pH±0.05 之内。

(2)pH6.8 磷酸盐缓冲液的配制:取 0.1mol/L 的盐酸溶液和 0.2mol/L 的磷酸钠溶液,按 3:1 混合均匀,必要时用 2mol/L 的盐酸溶液或 2mol/L 的氢氧化钠溶液调节 pH 至 6.8。

(3)应按照品种规定的取样时间取样,自取样至滤过应在 30s 内完成,自 6 杯中完成取样的时间应控制在 1min 内;难溶性药物可以在溶出介质中加少量表面活性剂以符合漏槽条件。

2. 吲哚美辛肠溶片释放度测定

[方法]

按照《中国药典》2020 年版四部通则 0931 溶出度与释放度测定法第一法(篮法)方法 2 测定。

(1)酸中溶出量:以 0.1mol/L 盐酸溶液 1000mL 为溶出介质,温度为 37℃±0.5℃,转速为 100r/min,取 6 片吲哚美辛肠溶片置于各转篮中,依法操作,经 2h 后,立即将转篮升出液面,供试片不得有裂缝或崩解等现象。

(2)缓冲液中溶出量:取出酸中溶出量项下 2h 后的转篮,随即浸入温度为 37℃±0.5℃ 的 1000mL 磷酸盐缓冲液(pH 6.8)中,转速为 100r/min,继续依法操作,分别于 5min、10min、15min、30min、45min 时取溶出液 5mL,同时补加 5mL 磷酸盐缓冲液(pH 6.8);样品滤过,取续滤液,照紫外-可见分光光度法(通则 0401),以磷酸盐缓冲液(pH 6.8)为空白对照,在 320nm 的波长处分别测定吸光度,按 $C_{19}H_{16}ClNO_4$ 的吸收系数($E_{1cm}^{1\%}$)为 196 计算每片的溶出量,45min 时的溶出限度应为标示量的 70%。

[注解]

(1)测定酸中溶出量和缓冲液中溶出量时,应分别使用相对应的空白溶出介质作为空白对照样品。

(2)肠溶片与普通片不同,口服后肠溶衣在胃液中不溶,进入小肠后在肠液中溶解,然后再经过片芯崩解和药物溶出的过程,药物才能被机体吸收。因为肠溶制剂在胃内不释放,可以避免药物对胃的刺激性或损伤,也可避免对酸不稳定的药物在胃内失活。

溶出度与释放度测定法第一法（篮法）

仪器装置：

（1）转篮：分篮体与篮轴两部分，均为不锈钢或其他惰性材料制成（图2-11-2）。篮体A由方孔筛网（丝径为0.28mm±0.03mm，网孔为0.40mm±0.04mm）制成，呈圆柱形，转篮内径为20.2mm±1.0mm，上下两端都有封边。篮轴B的直径为9.75mm±0.35mm，轴的末端连一圆盘，作为转篮的盖；盖上有一通气孔（孔径为2.0mm±0.5mm）；盖边系两层，上层直径与转篮外径相同，下层直径与转篮内径相同；盖上的3个弹簧片与中心呈120°角。

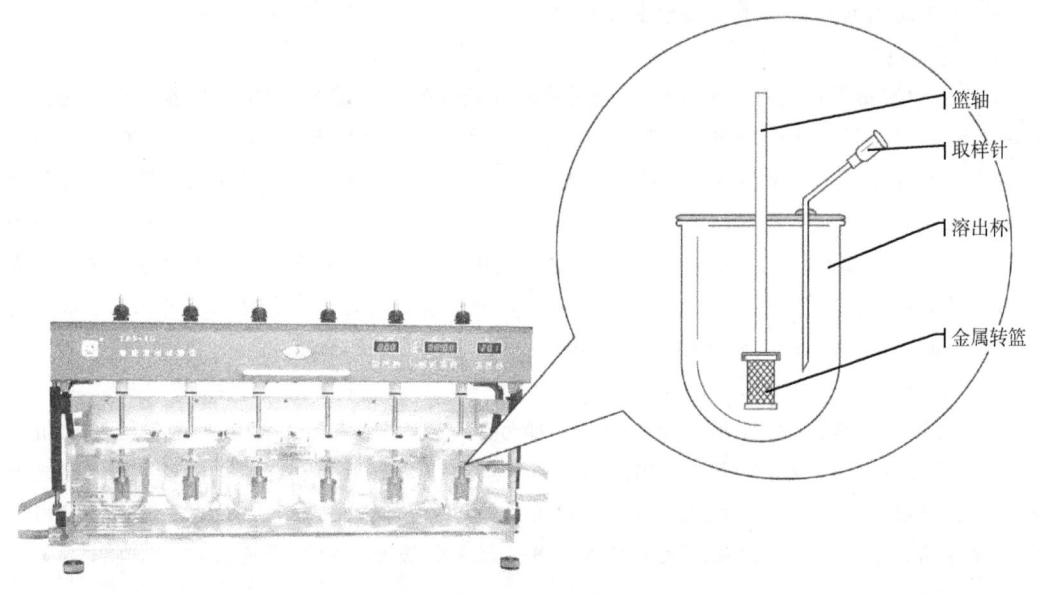

图2-11-2 智能溶出试验仪（篮法）

（2）溶出杯：一般由硬质玻璃或其他惰性材料制成的底部为半球形的1000mL杯状容器，内径为102mm±4mm（圆柱部分内径最大值和内径最小值之差不得大于0.5mm），高为185mm±25mm；溶出杯配有适宜的盖子，盖上有适当的孔，中心孔为篮轴的位置，其他孔供取样或测量温度用。溶出杯置恒温水浴或其他适当的加热装置中。

（3）篮轴与电动机相连，由速度调节装置控制电动机的转速，使篮轴的转速在各品种项下规定转速的±4%范围之内。运转时整套装置应保持平稳，均不能产生明显的晃动或振动（包括装置所处的环境）。转篮旋转时，篮轴与溶出杯的垂直轴在任一点的偏离均不得大于2mm，转篮下缘的摆动幅度不得偏离轴心1.0mm。

（4）仪器一般配有6套以上测定装置。

测定法：

（1）普通制剂：测定前，应对仪器装置进行必要的调试，使转篮或桨叶底部距溶出杯的内底部25mm±2mm。分别量取溶出介质置各溶出杯内，实际量取的体积与规定体积的偏差应在±1%范围之内，待溶出介质温度恒定在37℃±0.5℃后，取供试品6片（粒、袋），分别投入6个干燥的转篮内，将转篮降入溶出杯中。注意避免供试品表面产生气泡，立即按各品种项下规定的转速启动仪器，计时；至规定的取样时间（实际取样时间与规定时间的差异不得过±2%），吸取溶出液适量（取样位置应在转篮顶端至液面的中点，距溶出杯内壁10mm处；需多次取样时，所量取溶出介质的体积之和应在溶出介质的1%之内，如超过总体积的

1%时，应及时补充相同体积的温度为37℃±0.5℃的溶出介质，或在计算时加以校正），立即用适当的微孔滤膜过滤，自取样至滤过应在30s内完成。取澄清滤液，照该品种项下规定的方法测定，计算每片（粒、袋）的溶出量。

（2）缓释制剂或控释制剂：照普通制剂方法操作，但至少采用三个取样时间点，在规定取样时间点，吸取溶液适量，及时补充相同体积的温度为37℃±0.5℃的溶出介质，滤过，自取样至滤过应在30s内完成。照各品种项下规定的方法测定，计算每片（粒）的溶出量。

（3）肠溶制剂：按方法1或方法2操作。

1）方法1

A. 酸中溶出量：除另有规定外，分别量取0.1mol/L盐酸溶液750mL置各溶出杯内，实际量取的体积与规定体积的偏差应在±1%范围之内，待溶出介质温度恒定在37℃±0.5℃，取供试品6片（粒）分别投入转篮或溶出杯中（当品种项下规定需要使用沉降篮时，可将胶囊剂先装入规定的沉降篮内；品种项下未规定使用沉降篮时，如胶囊剂浮于液面，可用一小段耐腐蚀的细金属丝轻绕于胶囊外壳），注意避免供试品表面产生气泡，立即按各品种项下规定的转速启动仪器，2h后在规定取样点吸取溶出液适量，滤过，自取样至滤过应在30s内完成。按各品种项下规定的方法测定，计算每片（粒）的酸中溶出量。

其他操作同第一法和第二法项下普通制剂。

B. 缓冲液中溶出量：上述酸液中加入温度为37℃±0.5℃的0.2mol/L磷酸钠溶液250mL（必要时用2mol/L盐酸溶液或2mol/L氢氧化钠溶液调节pH至6.8），继续运转45min，或按各品种项下规定的时间，在规定取样点吸取溶出液适量，滤过，自取样至滤过应在30s内完成。按各品种项下规定的方法测定，计算每片（粒）的缓冲液中溶出量。

2）方法2

A. 酸中溶出量：除另有规定外，量取0.1mol/L盐酸溶液900mL，注入每个溶出杯中，照方法1酸中溶出量项下进行测定。

B. 缓冲液中溶出量：弃去上述各溶出杯中酸液，立即加入温度为37℃±0.5℃的磷酸盐缓冲液（pH6.8）900mL，或将每片（粒）转移入另一装有温度为37℃±0.5℃的磷酸盐缓冲液（pH6.8）900mL的溶出杯中，照方法1缓冲液中溶出量项下进行测定。

结果判定：

共测定6片，要求：①溶出曲线趋势正常（图2-11-3）；②规定时间内的溶出量达到规定限度Q。

如无特殊规定，"规定限度"是指标示量的70%，而标示量通常以"多少时间内达到多少溶出量"来表示。对于本次实验中的吲哚美辛片，要求45min内的溶出量均达到标示量的80%。

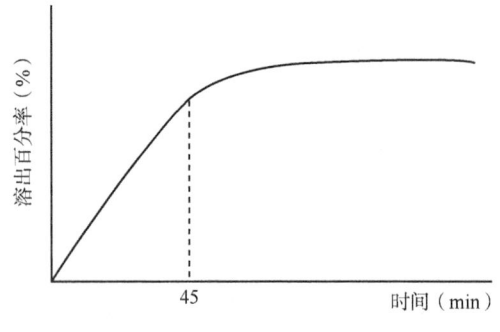

图2-11-3 溶出曲线

详细的判定方法，请参考《中国药典》2020年版中的叙述：①6片（粒、袋）中，每片（粒、袋）的溶出量按标示量计算，均不低于规定限度（Q）；②6片（粒、袋）中，如有1～2片（粒、袋）低于Q，但不低于Q-10%，且其平均溶出量不低于Q；③6片（粒、袋）中，有1～2片（粒、袋）低于Q，其中仅有1片（粒、袋）低于Q-10%，但不低于Q-20%，且其平均溶出量不低于 Q 时，应另取 6 片（粒、袋）复试；初、复试的 12 片（粒、袋）中有 1~3 片（粒、袋）低于 Q，其中仅有 1 片（粒、袋）低于 Q-10%，但不低于 Q-20%，且其平均溶出量不低于 Q。以上结果判断中所示的 10%、20% 是指相对于标示量的百分率。

3. 牛黄解毒片溶出度测定

［原理］

以牛黄解毒片中的黄芩苷作为指标成分，采用紫外-可见分光光度法为检测方法，检测波长为 276nm。黄芩苷累计溶出百分率为：

$$累计溶出百分率（\%） = \left(\frac{C_i}{C'}\right) \times 100\% = \left(\frac{A_i}{A'}\right) \times 100\% \quad (11\text{-}5)$$

式中，C_i 为每次取样的样品液中黄芩苷浓度，C' 为当前片 100% 溶出时样品液中黄芩苷浓度，A_i 为每次取样的样品液吸光度值，A' 为当前片 100% 溶出时样品液吸光度值。

为了获取当前片 100% 溶出时样品液吸光度值（A'），需要利用"自身对照溶液"，即相当于平均片重（$\overline{W}$）量的牛黄解毒片粉末完全溶出后所配制成的溶液，测定其吸光度（A_0）。则以下等式成立：

$$\frac{A'}{A_0} = \frac{W}{\overline{W}} \quad (11\text{-}6)$$

式中，A_0 为自身对照溶液的吸光度值，W 为当前待测片的片重，$\overline{W}$ 为牛黄解毒片的平均片重。

由式（11-5）和式（11-6）得：

$$累计溶出百分率（\%） = \left(\frac{A_i \cdot \overline{W}}{A_0 \cdot W}\right) \times 100\% \quad (11\text{-}7)$$

［方法］

（1）自身对照溶液的配制：取牛黄解毒片 10 片，精密称定，计算出平均片重（$\overline{W}$），研细，精密称取粉末适量（约相当于平均片重的量），置 1000mL 量瓶中，加入 0.1mol/L 至刻度，混匀，于 37℃±0.5℃ 恒温振摇 24h 后，取样，滤过，取续滤液，照紫外-可见分光光度法（通则 0401），以 0.1mol/L 盐酸溶液为空白，在 276nm 的波长处测定吸光度（A_0）。

（2）溶出度实验：按照《中国药典》四部通则 0931 溶出度与释放度测定法第一法（篮法）测定。以 0.1mol/L 盐酸溶液 1000mL 为溶出介质，温度为 37℃±0.5℃，转速为 100r/min，取 6 片牛黄解毒片，精密称定每片片重（W），置于各转篮中，依法操作，分别于 2min、5min、10min、15min、30min、45min 时取溶出液 10mL，同时补加 0.1mol/L 盐酸溶液 10mL；样品滤过，取续滤液，照紫外-可见分光光度法（通则 0401），以 0.1mol/L 盐酸溶液为空白对照，在 276nm 的波长处测定吸光度（A_i），按式（11-7）计算不同时间点的累计溶出百分率。

［注解］

药物制剂的溶出度测定通常采用对照品法、吸收系数法和自身对照法。对于多组分、无合适化学对照品的制剂可采用自身对照法，自身对照法与药物含量无关，可不使用对照品或标准品。

四、实验结果与讨论

1. 观察并记录吲哚美辛肠溶片在酸中溶出 2h 后的外观。
2. 记录测定结果，计算吲哚美辛片、吲哚美辛肠溶片的累计溶出百分率（表 2-11-1，表

2-11-2），以时间为横坐标，累计溶出百分率为纵坐标绘制溶出曲线，并判断制剂的溶出度是否符合要求。

$$累计溶出百分率（\%）=\frac{A_i VD}{E_{1cm}^{1\%} m \cdot 100}\times 100\%$$

表 2-11-1　吲哚美辛片的溶出度数据

取样时间（min）	5	10	15	30	45
吸光度 A_i					
累计溶出百分率（%）					

表 2-11-2　吲哚美辛肠溶片的溶出度数据（pH6.8 磷酸盐缓冲液）

取样时间（min）	5	10	15	30	45
吸光度 A_i					
累计溶出百分率（%）					

3. 记录测定结果，计算牛黄解毒片的累计溶出百分率（表 2-11-3），以时间为横坐标，溶出量为纵坐标绘制溶出曲线。

平均片重（$\overline{W}$）：＿＿＿＿＿＿

供试品片重（W）：＿＿＿＿＿＿

自身对照溶液吸光度（A_0）：＿＿＿＿＿＿

$$累计溶出百分率（\%）=\left(\frac{A_i \cdot \overline{W}}{A_0 \cdot W}\right)\times 100\%$$

表 2-11-3　牛黄解毒片的溶出度数据

取样时间（min）	2	5	10	15	30	45
吸光度 A_i						
累计溶出百分率（%）						

五、思考题

1. 为什么某些固体制剂需要测定溶出度？按《中国药典》的规定，哪些情况下需要测定溶出度？
2. 肠溶制剂进行释放度评价的意义是什么？
3. 测定溶出度时应注意什么问题？

（编写老师：马　燕、凌家俊）

实验十二 药物制剂稳定性试验

(*基础性实验*)

一、目的要求

1. 掌握利用经典恒温法预测药剂稳定性的原理及方法。
2. 熟悉药物制剂稳定性研究的重要性。

二、实验原理

1. 稳定性试验的目的

药物制剂的最基本要求就是有效、安全、稳定,而药物制剂的稳定性,又是保证有效性和安全性的前提条件。稳定性试验的目的,就是利用特定的实验方法,对药物制剂的稳定性进行预测。通过将制剂置于不同条件(如高温、高湿、光照等)下,考察药物可能发生的变化(化学、物理、生物学),探讨影响药物制剂稳定性的因素,并采取相应措施避免或延缓药物的降解,寻找提高药物制剂稳定性的方法,制订药品的有效期,为新药申报提供依据。

2. 经典恒温法的原理、方法和步骤

稳定性试验的方法有长期试验法和加速试验法。前者是在常规的条件下(即上市药品规定的贮存条件),将制剂放置足够长的时间来获取制剂稳定性相关信息,可作为确定有效期和贮存条件的最终依据;后者是在加速条件下(如加热、光照、超声等),使药物制剂的物理或化学变化加速,然后推导出常规条件下的变化速度,从而在较短的时间内,完成对药物制剂的稳定性预测。具体加速条件,依不同药物而定。多数药物的降解反应与温度有关,因此,利用加热来加速降解反应过程的方法,是比较常见的做法。加速试验法在药物制剂的研制过程中发挥着重要的作用。本次实验所采取的经典恒温法,是加速试验法的一种。

药物制剂的有效期是衡量药物制剂稳定性的指标,它是指制剂中的药效成分10%发生降解(或原形药物的剩余量为90%)所需要的时间,用 $t_{0.9}$ 来表示。本次实验的目的就是要求出有效期 $t_{0.9}$。

多数药物成分的降解过程属一级反应速率过程,根据药物动力学原理,可知:

$$t_{0.9}=\frac{0.1054}{K_{25℃}} \tag{12-1}$$

式中,$K_{25℃}$ 为常温下的降解反应速率常数,由于 $t_{0.9}$ 只与 $K_{25℃}$ 有关,所以只要测定出常温下的 K 值即 $K_{25℃}$,即可计算出有效期 $t_{0.9}$。

根据阿伦尼乌斯方程,对于受温度影响的化学降解反应,其反应速度常数(K)与反应温度(T)存在以下关系:

$$\lg K=-\frac{E}{2.303RT}+\lg A \tag{12-2}$$

式中,E 是反应的活化能,R 是阿伏伽德罗常数,A 是一个频率因子。

$\lg K$ 是 $1/T$ 的线性函数,方程的曲线如图 2-12-1 所示,可以首先在几个较高的温度条件下进行降解反应,并且分别测定出这些温度下的对应的 K 值,然后通过线性回归,求得直线方程。利用此方程外推即可求出常温下的 K 值（$K_{25℃}$）。

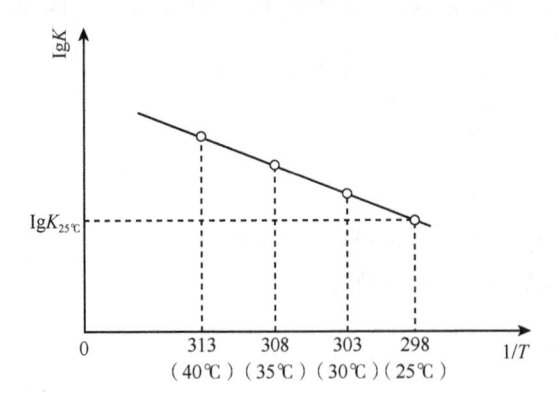

图 2-12-1 降解反应速度常数-温度关系曲线

本次实验的反应温度分别设定是在 30℃、35℃ 和 40℃ 下进行，各温度下的降解反应方程均为：

$$\lg C = -\frac{K}{2.303}t + \lg C_0 \tag{12-3}$$

式中，t 为反应时间，C 为 t 时间点的剩余原型药物浓度，C_0 为原型药物的初始浓度，K 为该温度下的降解反应速率常数。

在不同的温度条件下，$\lg C$ 均是 t 的线性函数（图 2-12-2）。在某个温度下，在不同时间点 t 时刻，测定出反应体系中的剩余原型药物浓度 C，以 $\lg C$ 对 t 进行线性回归，可以求得该温度下的降解反应方程式。由方程的斜率 m，可以计算出降解反应速度常数 K，$m = -\dfrac{K}{2.303}$，即 $K = -2.303 \times m$，从而测定出不同温度所对应的 K 值。

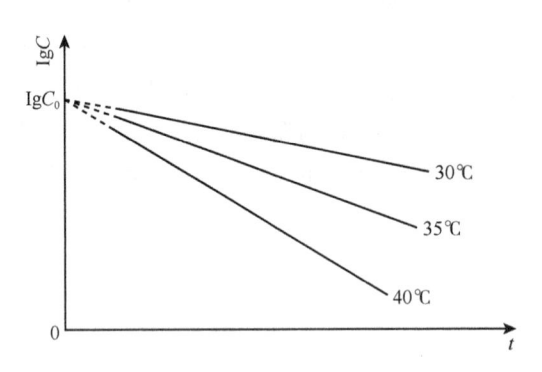

图 2-12-2 不同温度下的药物降解曲线

综上所述，本实验利用经典恒温法预测有效期的步骤如下：

第一步，选择几个较高的反应温度（至少 3 个），使药物在加速降解的过程中，于不同时间点，测定原型药物的剩余量，以 $\lg C$ 对 t 进行线性回归，由直线斜率 m，计算不同反应温度对应的 K 值。

第二步，以 $\lg K$ 对温度的倒数 $1/T$ 进行线性回归（T 是绝对温度值），求得该降解反应的阿伦尼乌斯方程。

第三步，利用阿伦尼乌斯方程进行外推，求常温下的 K 值，即 $K_{25℃}$；

第四步，根据式（12-1）求出 $t_{0.9}$。

3. 青霉素 G 钠盐剩余药量的测定原理

本次实验选用的模型药是注射用青霉素钠（青霉素 G 钠盐粉针剂），青霉素 G 的化学结构中存在 β-内酰胺环（图 2-12-3），在水溶液中，很容易发生开环而失效。利用这一特性，我们选择以青霉素 G 钠盐的水溶液作为模型药物进行稳定性试验，从而使得有可能在较短的时间内完成稳定性试验的全过程。

图 2-12-3　青霉素 G 的结构式

本次实验需要在不同温度下进行青霉素 G 钠盐的降解反应，需要反复测定不同温度下不同时间点的剩余原型药物浓度，测定原理如下。

在本实验每次取样的样品中，青霉素按存在形式分为两部分："未降解"部分和"已降解"部分。对于"未降解"部分，通过依次加碱（NaOH）和加酸（HCl），可以使青霉素最终转化成为青霉素噻唑酸。此过程可称为"人工降解"过程，而在这之前发生的降解过程则称为"自然降解"过程。由于"人工降解"过程生成的青霉素噻唑酸可以和碘发生定量氧化反应，所以这时只要往反应体系中加入一定量的碘，那么体系中的青霉素噻唑酸，就会消耗掉一部分的碘。体系中剩余的碘，可以用硫代硫酸钠进行滴定。这样，根据硫代硫酸钠的消耗量，可以反推出体系中"未降解"的青霉素的量。

但应注意，当往体系中加碘之后，除了"人工降解"过程生成的青霉素噻唑酸以外，其"自然降解"过程所生成的产物，以及体系中可能存在的其他未知因素，也都有可能消耗一部分的碘。因此，在每次取样测定的时候，需要同时另取一份样品，这份样品不需要进行加碱、加酸的"人工降解"过程，而是直接加碘，待反应完全后用硫代硫酸钠进行滴定，同时也记录硫代硫酸钠的消耗量。这部分的硫代硫酸钠消耗量，可以抵消"自然降解"过程及其他未知因素对测定结果带来的影响。我们把"人工降解"后硫代硫酸钠的消耗量记为 b，而仅"自然降解"后硫代硫酸钠的消耗量记为 a，两者的差值（$a-b$），即为排除了其他干扰因素之后的硫代硫酸钠消耗量（图 2-12-4）。

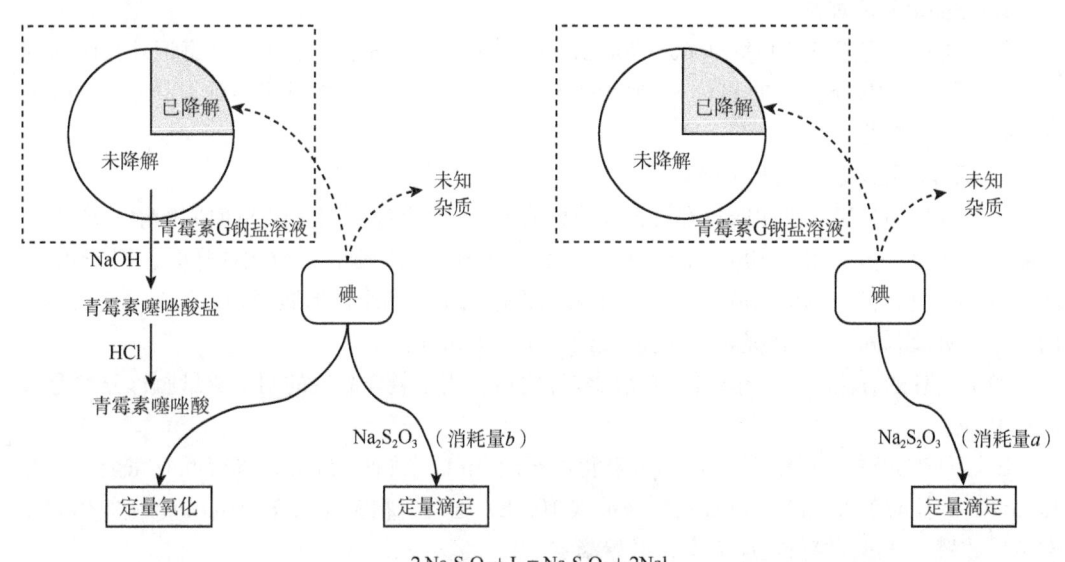

$$2\,Na_2S_2O_3 + I_2 = Na_2S_4O_6 + 2NaI$$

图 2-12-4　青霉素 G 剩余原型药量测定原理

虽然（a-b）的实际意义是硫代硫酸钠的体积数（单位是 mL），但是由于我们最终需要求的是直线的斜率，可以用它来代替原型药物剩余浓度进行计算，即以 lg（a-b）对时间 t 进行线性回归即可。

三、实验内容

（一）实验材料与设备

1. 试剂与试药

青霉素 G 钠盐粉针剂、枸橼酸-磷酸氢二钠缓冲液（pH4）、氢氧化钠溶液（1mol/L）、盐酸溶液（1.1mol/L）、乙酸缓冲液、碘液（0.005mol/L）、硫代硫酸钠溶液（0.005mol/L）、淀粉试液等。

2. 仪器与设备

紫外-可见分光光度计、分析天平、水浴恒温振荡器、分析天平、滴定管、锥形瓶、移液管、滴管、容量瓶、暗箱等。

（二）实验步骤

[方案设计]

表 2-12-1　实验方案设计

温度（℃）	30	35	40
取样间隔（min）	60	30	20

[操作方法]

1. 样品溶液的配制

精密称取青霉素钠盐粉针剂 60～70mg，置于 100mL 干燥容量瓶中（注意记录具体称量数值），用相应温度下恒温的 pH 4 的枸橼酸-磷酸氢二钠缓冲液溶解并定容到 100mL，置恒温水浴振荡器中振荡。

2. 取样、处理、滴定及记录数据

（1）取样的方法：每次取样都要记录取样时间，以便准确控制相应的时间间隔。取 3 支 5mL 的移液管，分别用于 30℃、35℃和 40℃温度下样品液的取样。每次取样时，用 5mL 移液管吸出溶液 2 份，每份 5mL，分别置于具塞锥形瓶中（两个锥形瓶分别标记为 A 和 B），同时记录吸液时间，以后每隔一定时间吸液一次，方法相同。

（2）处理的方法：在每个时间点完成取样之后，用于装样品液的两个碘量瓶，分别为 A 瓶和 B 瓶。

B 瓶处理方法：加入 1mol/L 的氢氧化钠溶液 5mL，放置 15min，等待反应完全。加入 1.1mol/L 的盐酸溶液 5mL，以及乙酸缓冲液 10mL，摇匀，精密加入 0.005mol/L 碘液 10mL，在暗处放置 15min，等待反应完全，开始滴定。

A 瓶处理方法：直接加入乙酸缓冲液 10mL，摇匀，精密加入 0.005mol/L 碘液 10mL，在暗处放置 15min，等待反应完全，开始滴定。

（3）滴定的方法：当 A 瓶及 B 瓶的每个样品按上述处理方法完成后，立即分别用 0.005mol/L 的硫代硫酸钠溶液分别进行滴定，当颜色变得很浅时，加入淀粉试液指示剂，继续滴至蓝色消失。A 瓶和 B 瓶的硫代硫酸钠的消耗量，分别记录为 a 值及 b 值。

（4）数据记录和处理：绘制数据记录表，记录并计算相应的数据，包括温度的设定、取样时间间隔、a 值、b 值、(a-b) 计算值、lg(a-b) 计算值，以及降解反应速率常数 K 的计算值。

[注意事项]

（1）在配制样品溶液时，青霉素钠的用量不能过多，否则在后续实验中，可能由于碘的消耗量过大而无法实验滴定。

（2）实验中涉及不同规格移液管使用，注意贴好标签，不能混用。其中氢氧化钠溶液、盐酸溶液以及乙酸缓冲液用 5mL 或 10mL 的小量筒或小量杯来移取，而碘液则需要用移液管来精密移取。

（3）在滴定的过程中，随着硫代硫酸钠的加入，可以观察到液体的颜色由棕色逐渐变浅，当颜色接近消失时，表明碘即将反应完全，必须等到颜色变得很浅（黄色还没有完全消失）时，再加入淀粉试液指示剂，过早加入可能影响滴定终点的判断。

（4）实验需要对 3 个不同温度下的多个时间点进行取样测定，为了避免时间的冲突，还要注意科学安排实验时间。由于每个温度的取样时间间隔不同，30℃、35℃和40℃的取样时间间隔分别是 60min、30min 和 20min，每个温度取 5 个时间点，算下来 30℃的总取样时间是 240min，35℃的总取样时间是 120min，40℃的总取样时间是 80min，可见，35℃和40℃加起来需要的时间与30℃的时间差不多。因此，没必要 3 个温度同时间取样测定，可以根据图 2-12-5 所建议的时间安排来完成实验过程。

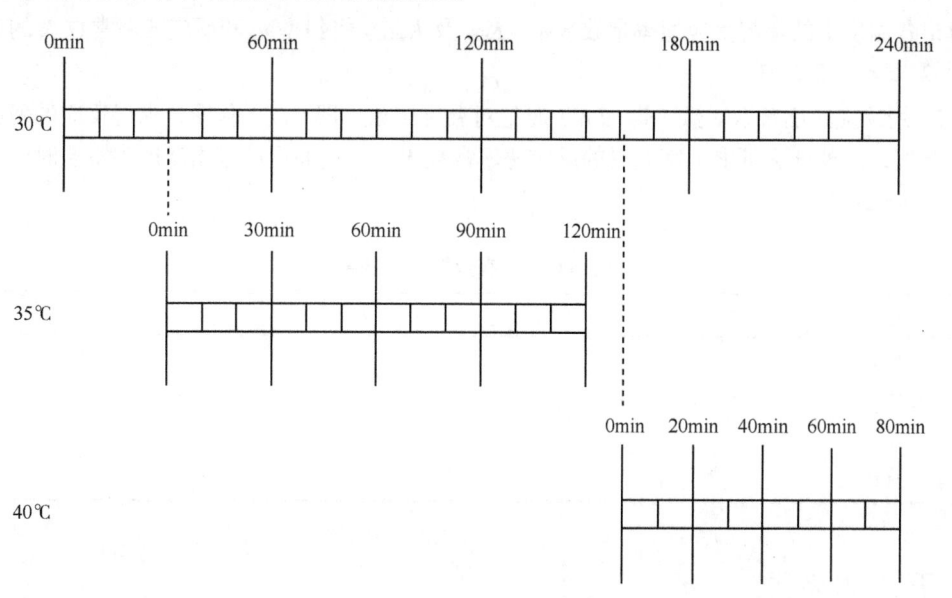

图 2-12-5　实验时间安排

四、实验结果与讨论

1. 绘制实验记录表，记录反应温度、取样时间、a 值、b 值、(a-b) 计算值、lg(a-b) 计算值（表 2-12-2）。

表 2-12-2 稳定性试验数据记录表

反应温度	取样时间（min）	a（mL）	b（mL）	a-b（mL）	lg（a-b）	斜率 m	K
30℃	0						
	60						
	120						
	180						
	240						
35℃	0						
	30						
	60						
	90						
	120						
40℃	0						
	20						
	40						
	60						
	80						

2. 在不同温度下，以 lg(a-b) 对 t 进行线性回归计算，求取直线斜率 m，根据 $m = -\dfrac{K}{2.303}$，计算出各温度下的降解反应速率常数 $K_{30℃}$、$K_{35℃}$ 及 $K_{40℃}$。将斜率 m 和反应速率常数 K 的计算结果填入表 2-12-2 中。

3. 用反应速度常数对数（即 lgK）对绝对温度倒数（即 1/T）作图，求得反应的阿伦尼乌斯方程，用外推法可求出室温时的反应速率常数 $K_{25℃}$，进而可以求出温度为室温时的有效期 $t_{0.9}$（表 2-12-3）。

表 2-12-3 有效期计算结果

温度	T	1/T	K	lgK	$t_{0.9}$
30℃					
35℃					
40℃					
室温 25℃					

五、思考题

1. 影响本实验结果准确性的操作关键有哪些？
2. 为什么青霉素 G 钠盐不能配制成溶液型注射剂？
3. 简述应用经典恒温法预测药物有效期的步骤。

（编写老师：凌家俊）

实验十三 阿司匹林缓释片的处方筛选及制备工艺设计

（设计性实验）

阿司匹林于 1898 年上市，是医药史上三大经典药物之一，至今仍是世界上应用最广泛的解热、镇痛和抗炎药，同时具有抗血栓作用，用于预防心脑血管疾病的发作，素有"神药"之称。目前阿司匹林拥有多种单方及复方制剂，常见单方剂型有片剂（含泡腾片、分散片、咀嚼片等）、胶囊剂、栓剂、散剂等。普通的阿司匹林片，在体内水解成水杨酸后，对胃肠道黏膜具有较强的刺激作用，易引起溃疡及出血，故将其制成缓释制剂可以减少不良反应。

一、目的要求

1. 掌握骨架型缓释片剂处方设计的原理。
2. 掌握应用正交设计优化制剂处方的原理和方法。
3. 熟悉缓释片剂体外释放度的测定原理和方法。

二、实验原理

1. 阿司匹林简介

阿司匹林〔Aspirin，2-（乙酰氧基）苯甲酸，又名乙酰水杨酸〕为水杨酸的衍生物（图 2-13-1），是一种白色结晶或结晶性粉末，无臭或微带乙酸臭，微溶于水，易溶于乙醇，可溶于乙醚、氯仿，水溶液呈酸性。

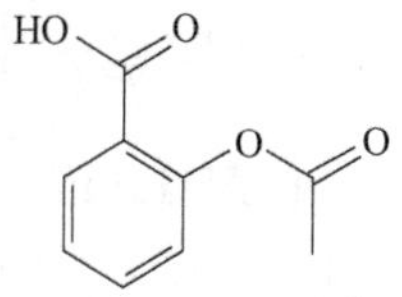

阿司匹林经历百多年的临床应用，证明对缓解轻度或中度疼痛，如牙痛、头痛、神经痛、肌肉酸痛及痛经效果较好；亦用于感冒、流感等发热疾病的退热、治疗风湿痛等。近年来发现阿司匹林对血小板聚集有抑制作用，能阻止血栓形成，临床上用于预防短暂性脑缺血发作、心肌梗死、人工心脏瓣膜和静脉瘘或其他手术后血栓的形成。

图 2-13-1 阿司匹林结构式

2. 骨架型缓释片及其分类

骨架制剂是指药物和一种或多种惰性骨架材料通过压制、融合等技术制成的片状、粒状、团块状或其他形式的制剂。药物以分子或微细结晶状态均匀分散在骨架中，骨架起贮库作用，主要用于控制制剂的释药速率。

骨架型缓释片制备简便，制备时可采用传统的生产工艺和设备，因此成为应用最广泛的骨架型制剂。骨架型缓释片包括亲水性凝胶骨架片、蜡质类骨架片与不溶性骨架片。本实验拟以亲水凝胶骨架片为载体，制备阿司匹林缓释片。

亲水凝胶骨架片中的凝胶材料遇水后水化形成凝胶层，凝胶层的性质直接影响药物的释放速率，是控制药物释放的重要因素。主要的控释参数有骨架材料与主要成分的比例、骨架材料的分子量、主药与辅料的粒径大小、凝胶材料的类型等，处方中的电解质成分等也同样会影响释放速率。目前最常用的材料为羟丙甲纤维素（HPMC），HPMC 根据其甲氧基和羟丙氧基两种取代基含量的不同，可分为多种型号，如 HPMC K、F 和 E 系列，均可用于骨架型制剂，但是以 K 和 E 型应用较多。例如，常用型有 K4M（黏度为 4000mPa·s）和 K15M（黏度为 15 000mPa·s）。除此之外，还有甲基纤维素（MC）、羟乙纤维素（HEC）、羧甲基纤维素钠（CMC-Na）和海藻酸钠等，均可用于制备亲水凝胶骨架片。

3. 本实验的设计思路

本实验的最终目的是为阿司匹林缓释片筛选出合理的亲水凝胶骨架片制剂处方，以满足特定的释药需求。

影响亲水凝胶骨架片中药物释放的因素很多，包括：①骨架材料的性质和用量；②辅料的性质和用量；③制剂工艺条件；④片剂的规格。控释参数有骨架材料与主药成分的比例及骨架材料的分子质量，主药与辅料的粒径大小、HPMC 类型等。这些因素在缓释制剂的处方设计中需要充分考虑。

在药物制剂的处方筛选和工艺研究中，往往需要考察多个因素对制剂质量所带来的影响。由于这些因素之间又常常是相互关联的，单因素的考察结果，无法反映真实情况。为了尽可能以最少的实验次数获得最全面的信息，可采用正交设计法来优化阿司匹林缓释片的处方。正交设计是用于多因素优化试验的一种方法，它从全面试验中挑选出部分有代表的点进行试验，这些代表点具有"均匀"和"整齐"的特点，使得该方法具有很高的效率。

本实验拟以不同时间制剂中的药物（阿司匹林）累积释放率为考察指标，对缓释片中影响药物释放的关键因素（如凝胶材料的类型和用量，辅料的种类和用量，制剂的方法和条件等）进行考察，考察的方法为正交设计法，从而筛选出最佳的水凝胶骨架片制剂处方。

三、实验内容

（一）实验材料与设备

1. 试剂与试药

阿司匹林、羟丙甲纤维素（K4M、K10M、K15M）、乙基纤维素、壳聚糖、淀粉、乳糖、糊精、微晶纤维素、滑石粉、硬脂酸镁、微粉硅胶、酒石酸、吐温-80、乙醇等。

2. 仪器与设备

压片机、烘箱、溶出度测定仪、紫外分光光度计、药筛（尼龙）、研钵等。

（二）实验步骤

1. 制剂要求

制剂类型：阿司匹林亲水凝胶骨架缓释片。

制剂规格：0.15g/片。

释药速度：2h 累积释药约 35%，4h 累积释药约 60%，8h 累积释药达 90% 以上。

2. 方案设计

[设计内容]

（1）文献研究及综述：实验前请充分查阅文献，查阅内容包括阿司匹林制剂研究现状、亲水凝胶骨架型缓释片的制剂工艺流程及研究现状、正交试验方法在制剂研究中的应用等，并撰写文献综述。

（2）确定实验方法：设计阿司匹林缓释片的处方工艺、体外释放度测定方法，以及正交试验需优化的因素与水平，原则上采用 4 因素 3 水平正交设计 [$L_9(3^4)$]。所用实验材料与仪器尽量不超出上述范围。提前1周与指导教师讨论，确定最终实验方案。

［重要提示］

（1）阿司匹林遇水易水解，生成对胃黏膜有强刺激性的水杨酸和乙酸，长期服用会导致胃溃疡。制剂过程中尽量避免与水接触，或加入相当于阿司匹林量1%的酒石酸，可有效地减少阿司匹林的水解。

（2）阿司匹林的水解受金属离子的催化，因此采用尼龙筛网制粒，不建议使用硬脂酸镁，而采用滑石粉作为润滑剂。

（3）阿司匹林的可压性极差，注意利用辅料改善其可压性。

（4）阿司匹林具有一定的疏水性（接触角 θ 为73°～75°），必要时可加入适量的表面活性剂如0.1%吐温-80，以改善崩解和溶出。

3. 实施过程

（1）实验分组：实验按每组2～3人进行分组，每9组为一个单位，每组完成正交试验9个处方中的1个。

（2）剂型制备：每组按所设计的处方及制备工艺，制备出阿司匹林缓释片（至少20片）。

（3）质量检查：对所制得的片剂进行外观性状、重量差异、硬度、抗张强度、脆碎度等检查，检查的方法参见前面"片剂的制备及质量检查"部分。

（4）体外释放度测定：对所制得的片剂进行体外释放度检查，计算不同时间的药物累积释放率，检查的方法参见前面"药物制剂溶出度的测定"部分。

（5）数据处理及分析：根据质量检查及体外释放度的测定结果，对阿司匹林缓释片的质量及释药性能进行评价，分析影响药物释放的主要因素。

四、实验结果与讨论

1. 记录正交试验的因素水平设计方案（表2-13-1），按方案所确定的处方，分组分别制备出相应的阿司匹林缓释片（表2-13-2）。

2. 记录本组所制得的阿司匹林缓释片的质量检查结果并讨论分析（记录表请参见"片剂的制备及质量检查"部分）。

表2-13-1 正交设计因素水平表

水平	因素			
	A	B	C	D
1				
2				
3				

表2-13-2 阿司匹林缓释片处方筛选正交分析表

试验号	A	B	C	D	综合评分
试验1	1	1	1	1	
试验2	1	2	2	2	
试验3	1	3	3	3	

续表

试验号	A	B	C	D	综合评分
试验 4	2	1	2	3	
试验 5	2	2	3	1	
试验 6	2	3	1	2	
试验 7	3	1	3	2	
试验 8	3	2	1	3	
试验 9	3	3	2	1	
均值 1					
均值 2					
均值 3					
极差					

3. 记录本组所制得的阿司匹林缓释片的体外释放度检查结果（表 2-13-3）并讨论分析。

4. 合并其他组实验结果，分别以 2h、4h、8h 的累积释放度为指标来综合评分，进行正交设计的极差与方差分析，评价影响因素的大小，确定最优处方。

5. 按一般学术论文格式要求格式，撰写实验报告，包括题目、摘要（中英文）、前言、材料、方法、结果、讨论与参考文献。

表 2-13-3　阿司匹林缓释片体外累积释放百分率

试验号	时间（h）				
	1	2	4	6	8
试验 1					
试验 2					
试验 3					
试验 4					
试验 5					
试验 6					
试验 7					
试验 8					
试验 9					

五、思考题

1. 《中国药典》中，对缓、控释制剂是如何定义的？
2. 缓、控释制剂设计需要考虑哪些影响因素？
3. 亲水性凝胶骨架片的释药机制是什么？
4. 缓、控释制剂体外释放度试验如何设计？
5. 除了正交设计，还有哪些实验设计方法可用于制剂处方、工艺的优化？

（编写老师：凌家俊）

实验十四　水杨酸软膏的设计制备、质量考察及药物透皮试验
（综合性实验）

软膏剂是一种半固体制剂，使用时涂布于皮肤或黏膜（直肠、阴道、眼部等）部位，以实现治疗或保护的功能。广义的软膏剂包括油膏剂、水溶性软膏剂、乳膏剂、凝胶剂和糊剂等。本实验选择不同的基质（油脂性基质、水溶性基质、W/O 乳剂型基质、O/W 乳剂型基质，其中 W/O 型基质由学生自行设计），将水杨酸制备成 4 种不同的软膏剂，并对所制得的制剂进行全面的质量检查，包括主药含量测定、熔点和熔程检查、黏度和插入度检查、皮肤刺激性试验及稳定性检查，其中主药含量测定采用酸碱滴定法，皮肤刺激性试验采用家兔法。最后采用凝胶扩散法和离体皮肤法对所制软膏中的药物的释放、透皮特性进行评价。

本实验综合运用了药剂学、分析化学和药理学相关的知识，同时包含了学生自主设计的内容。

一、目的要求

1. 掌握不同基质的软膏剂的制备方法。
2. 掌握软膏剂质量检查的项目、原理和方法。
3. 掌握软膏剂体外及体内药物释放、穿透和吸收的研究方法、原理及操作。
4. 熟悉影响软膏剂药物释放、穿透和吸收的剂型因素和生理因素。

二、实验原理

1. 水杨酸简介

水杨酸是一种脂溶性有机酸，化学式为 $C_7H_6O_3$（图 2-14-1）。外观是白色的结晶粉状物，熔点是 158～161℃。存在于自然界的柳树皮、白珠树叶及甜桦树中。

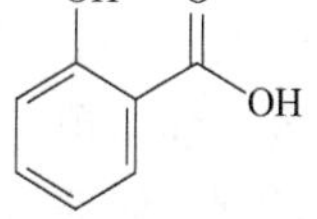

图 2-14-1　水杨酸结构式

水杨酸软膏可用于皮肤真菌感染、局部角质增生症，治疗慢性湿疹、银屑病及毛囊周围角化症等皮肤病；忌用于糜烂或继发性感染部位。某些皮肤疾病系由霉菌生长于皮肤角质层所引起，但由于角质层的保护，可能使得药物对霉菌的作用减弱，若将角质层除去，则可增强药物对霉菌的抑制作用，因此水杨酸也是最常用的溶解角质的药物。当水杨酸与硫磺、苯甲酸等配成复方软膏时，可收到药物协同作用的效果。水杨酸以溶解角质作用为主，同时还具有一定的消毒防腐作用。水杨酸的作用与其浓度有关，低浓度的水杨酸（2%～5%）外用能软化角质，高浓度的水杨酸（10%～20%）则有溶化角质的作用。

2. 软膏剂透皮吸收相关原理

软膏剂的透皮吸收过程包括药物的释放、穿透及吸收三个阶段（图 2-14-2）。释放指

药物从基质中释放出来,从而扩散到皮肤表面上;穿透指药物透过皮肤屏障进入皮肤内产生局部作用;吸收指药物进入皮肤后通过血管或淋巴管进入人体循环而产生全身作用。药物的透皮吸收途径有二:一是完整表皮,这是透皮吸收的主要途径,由于角质层的屏障作用,脂溶性药物相对易吸收;二是毛囊、皮脂腺、汗腺开口,这部分由于吸收面积小(仅占皮肤面积的1%左右),只能作为解离型药物或水溶性大分子的吸收途径。既然完整皮肤是药物的主要透皮吸收途径,那么角质层的存在,就成了药物穿透皮肤的主要屏障,正是由于水杨酸具有溶解角质的能力,使得将它与其他药物配伍时,对药物的透皮吸收起到协同作用。

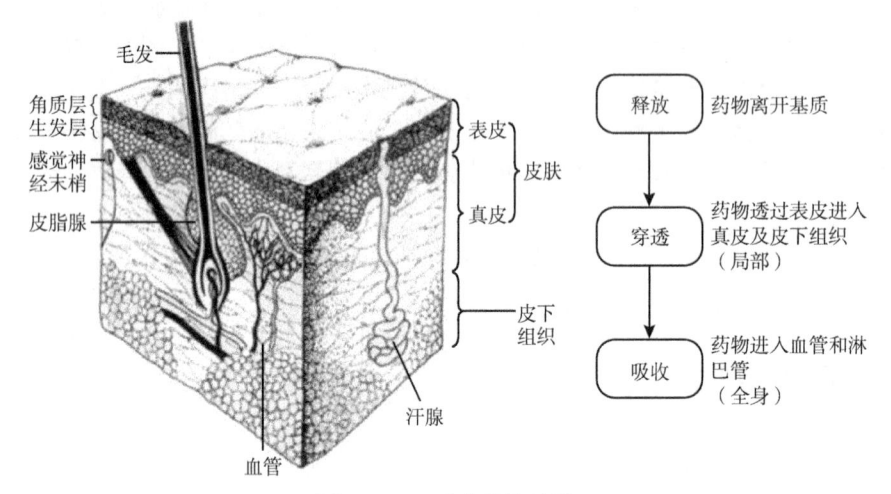

图 2-14-2　透皮吸收过程

影响药物经皮吸收的因素有:①生理因素(如种属、性别、部位、皮肤状态等),②药物理化性质(如溶解度、分配系数、分子量、解离度等),③剂型因素(如浓度、pH、载体、基质、促透剂等)。

3. 软膏剂基质的作用、种类及选择依据

在软膏剂的组成中,基质不仅作为药物的赋形剂、载体,而且会影响药物的释放、穿透和吸收过程,主要体现在:①基质与药物的亲和力影响药物的释放;②基质的pH决定药物的分子型和离子型比例,从而影响药物的透皮;③基质与皮肤水合作用决定角质层屏障的致密程度(强弱顺序:油脂性>W/O乳剂型>O/W乳剂型>水溶性);④基质中的附加剂(表面活性剂、促透剂)的影响。

软膏剂的基质有油脂性基质、水溶性基质和乳剂型基质,可根据药物的溶解性、药物与基质的亲和性,以及基质的特点等因素,选择适宜的基质。

(1)油脂性基质:是利用天然或合成的油脂类物质制成的基质。对皮肤润滑、保护作用较强。涂于皮肤能形成封闭性油膜,可防止局部水分蒸发,从而促进皮肤水合作用,对表皮增厚、角化、皲裂有软化作用。不易与水性液体混合,药物释放性能差,不适用于有大量渗出液的皮损及脂溢性皮炎、痤疮。油脂性基质常用于水不稳定药物。油腻性与疏水性大,使用后不易用水洗除。常用品种有凡士林、羊毛脂、石蜡、液体石蜡、植物油、硅酮等。

(2)水溶性基质:是将多种不同熔点的水溶性高分子物质混合后制成的基质。药物释放

较快,能与水溶液混合,并吸收组织渗出液,多用于润湿、糜烂创面及腔道黏膜,有利于分泌物的排除。润滑性较差,有时与某些药物配伍时可导致软膏颜色发生变化。对于基质中含水的情况,水分易蒸发,也易导致霉败,故需加入防腐剂和保湿剂。使用时易于涂布,无油腻感和刺激性,使用后易洗除。常用品种为聚乙二醇(PEG)。

(3)乳剂型基质:是油性组分及水性组分经混合乳化后制成的基质。油腻性小或无油腻性,稠度适宜,能与水或油混合。不会妨碍皮肤表面分泌物的分泌和水分的蒸发,对皮肤的正常功能影响较小。乳化剂多为表面活性剂,有助于药物与表皮的亲和力,增加生物膜通透性,使药物的释放、穿透和吸收较快。需注意O/W型基质不适于遇水不稳定的药物及分泌物较多的皮肤病(如湿疹),因其吸收的分泌物可能重新渗入皮肤形成反向吸收,从而使炎症恶化。使用时易涂布,使用后易清洗,其中O/W型基质又称为"可洗性基质"。

(4)水性凝胶基质:是水溶性高分子物质溶于水经胶凝后形成的基质。无油腻、易涂布及清洗,可吸收组织渗出液,对皮肤有较好的保水作用,但润滑性差,易失水变干及霉败,且对温度较为敏感。水性凝胶基质可使用天然、半合成及合成高分子材料,常用的有海藻酸盐、明胶、果胶、纤维素衍生物、淀粉及其衍生物、聚维酮、聚乙烯醇、聚丙烯酸类(如卡波姆、聚丙烯酸等)。

4. 软膏剂的制备方法

制备工艺流程和方法请参考"实验六 软膏剂、乳膏剂及凝胶剂的制备"。

软膏剂中药物的加入应根据药物和基质的性质,采用不同的方法。

(1)不溶性药物,应粉碎成细粉(通过六号筛),缓缓加入熔融基质中,再持续搅拌至完成冷凝。

(2)可溶于基质的药物,应先溶解于基质再与其他组分混合,对于乳剂型基质,可根据药物溶解性选择加入油相或水相。

(3)水溶性药物可先用少量水溶解后以羊毛脂吸收,再与其余基质混合,药物的水溶液亦可直接加入水溶性基质中混匀。

(4)中药煎剂、流浸膏等可先浓缩至稠膏状,再与基质混合,固体干浸膏可加少量溶剂,使其软化或研成糊状,再与基质混合。

(5)含有低共熔成分时,可先使其共熔,再与基质混匀。

(6)遇热不稳定的药物,应将基质冷至40℃左右再与之混合。

5. 软膏剂的质量检查

(1)药典规定检查项目:根据《中国药典》2020年版四部制剂通则0109和0114的规定,软膏剂、乳膏剂、凝胶剂的质量检查项目包括以下几项。

1)粒度检查:除另有规定外,混悬型软膏剂、含饮片细粉的软膏剂照下述方法检查,应符合规定。

检查法:取供试品适量,置于载玻片上涂成薄层,薄层面积相当于盖玻片面积,共涂3片,照粒度和粒度分布测定法(通则0982第一法)测定,均不得检出大于180μm的粒子。

2)装量检查:照最低装量检查法(通则0942)检查,应符合规定。

3)无菌检查:用于烧伤[除程度较轻的烧伤(Ⅰ°或浅Ⅱ°)]、严重创伤或临床的软膏必须是无菌的,照无菌检查法(通则1101)检查,应符合规定。

4)微生物限度检查:除另有规定外,照非无菌产品微生物限度检查。微生物计数法(通则1105)和控制菌检查法(通则1106)及非无菌药品微生物限度标准(通则1107)检查,应符合规定。

（2）其他检查项目：还有许多用于软膏剂的质量研究的检查项目，如药物含量测定、熔程检查、流变性（黏度、稠度）检查、水值检查、铺展性检查、皮肤刺激性试验、稳定性检查等。

1）药物含量测定：该项目的关键是设计合适的提取方法，将待测药物从基质中提取出来，以排除基质的干扰。

2）熔程检查：按熔点测定法（通则0612第三法）规定方法，或采用显微熔点仪测定，通常以凡士林的熔程范围作为参照。

3）流变性检查：流变性是软膏剂最基本的物理性质，主要包括黏度和稠度的检查，采用黏度计、插入度计（锥入度计）等进行检查。

4）水值检查：水值是指20℃时100g基质所能容纳水分的最大量，是衡量油脂性基质软膏的吸水能力的重要指标。

5）铺展性检查：理想的软膏剂必须具有良好的铺展性，铺展性是软膏在皮肤表面或受其影响部位的易铺展区域大小的指标，与制剂的治疗效果有关。铺展性可以用铺展值来表示。

铺展值测定方法

铺展值的简单测定方法是，软膏均匀置于两块上下水平放置的载玻片中间，测定在特定负荷牵引作用下两块载玻片相互脱离所需的时间（s）。两载玻片脱离的时间越短，其铺展性越好（图2-14-3）。用以下公式计算：

$$S = \frac{M \cdot L}{T}$$

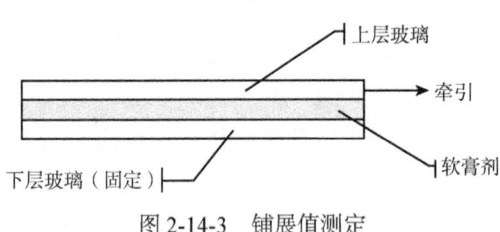

图2-14-3　铺展值测定

式中，S是铺展值，M是上层载玻片所承受的牵引负荷重量；L是上层载玻片移动的长度；T是两载玻片分离需要的时间。

6）皮肤刺激性试验：软膏剂涂于皮肤和黏膜时，不得引起疼痛、红肿或产生斑疹等不良反应。皮肤刺激性试验用豚鼠或家兔进行，观察给药部位出现的敏感性和反应。

7）稳定性检查：软膏剂须在贮存期内稳定，满足软膏剂药典各项质量要求。软膏剂稳定性常用温度循环试验来进行加速研究，以前面所列《中国药典》相关检查项目的规定进行检查。对乳膏剂来说，还应做耐热、耐寒试验，在不同温度下放置规定时间后，考察外观、均匀度、油水分离等情况。

6. 软膏剂中药物释放、穿透和吸收检查的方法

体外试验法是测定软膏剂中药物释放、穿透和吸收情况的常用方法，近年来，还出现了基于微透析采样技术的体内试验法。

（1）离体皮肤法：该法采用扩散池（常用Franz扩散池），将人或动物的皮肤固定于扩散池（供应室）与接收池（接收室）之间，测定不同时间由扩散池穿透到接收池溶液中的药量，求出药物对皮肤的渗透率。一般采用垂直型的Franz扩散池（图2-14-4），

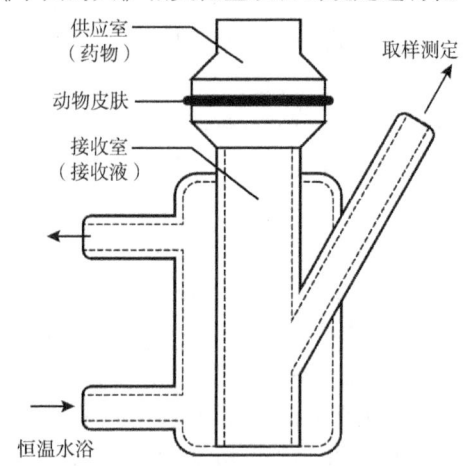

图2-14-4　离体皮肤法（Franz扩散池）

其上部为扩散池，直接与空气接触，下部为接收池，两池之间为皮肤。选择适宜的皮肤作为扩散介质，对模拟研究实际用药的渗透速率十分重要。目前在透皮试验中使用较多的是无毛小鼠，可避免脱毛时的皮肤损伤及有毛皮肤脱毛后对药物通透性的影响。新鲜的尸体皮肤可更客观地反映药物的透皮情况。去除皮下脂肪后低温（-20℃）贮藏，其渗透性能基本与新鲜皮肤相同。

（2）凝胶扩散法：可作为一般外用软膏的药物释放试验。用含显色指示剂的琼脂凝胶作为扩散介质，装入长约 10cm 的试管内，在上端的空隙处填入软膏，填入高度约为 1cm，使之与凝胶表面密切接触，每种软膏各装两管，间隔一定的时间测定呈色区高度（图 2-14-5），以呈色区高度（即扩散距离）的平方为纵坐标，时间为横坐标作图，经拟合得一条直线，直线的斜率即为扩散系数 k。k 值越大释药越快，借此可以比较各软膏基质的释药能力。

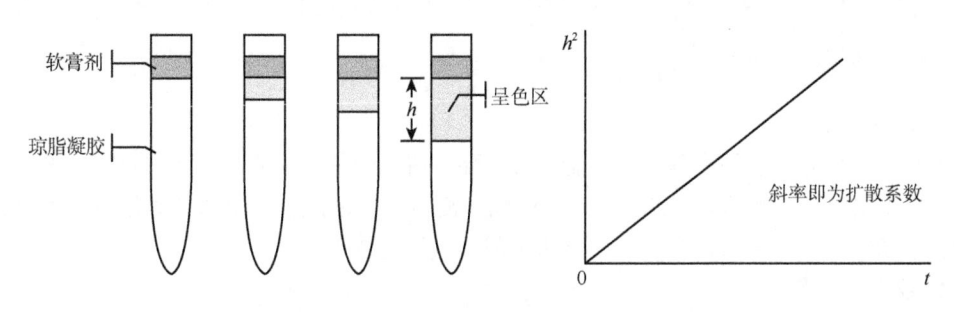

图 2-14-5　凝胶扩散法测定软膏中药物的释放

（3）半透膜扩散法：利用玻璃纸作为半透膜来模拟动物的皮肤。试验时，将软膏填充于小玻璃管中，用玻璃纸封口，并保证玻璃纸与软膏紧密接触，将玻璃纸一侧朝下浸没于装有接收液的大试管中，大试管浸没于 30℃恒温水浴中（图 2-14-6）。于不同时间从接收液中取样，测定药物浓度，计算药物的渗透率。该法方法相对简单，但由于并没有采用真实皮肤，其测定结果仅具有一定的参考价值。

（4）微透析（microdialysis）取样技术：是一种从生物活体内进行动态微量生化取样的新技术，它将灌流取样和透析技术相结合，可对待测部位进行在体、实时、连续取样并监测其药物浓度的动态变化。实验动物常采用大鼠，麻醉后局部脱毛，将一根微透析线性探针植入到实验动物皮下（植入时

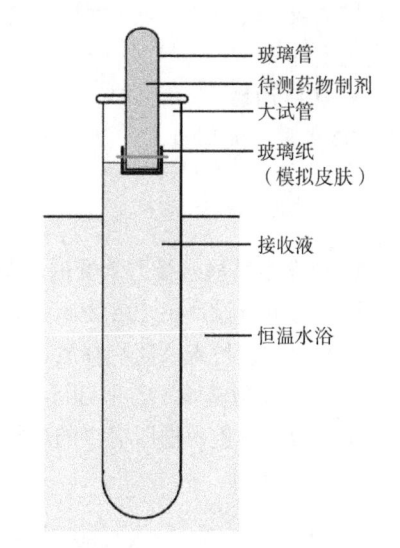

图 2-14-6　半透膜扩散法测定软膏中药物释放和穿透能力

注意使探针的有效部位——半透膜，刚好位于给药部位的皮肤之下），在脱毛部位的皮肤表面给予软膏剂，用透析泵将不含药的灌流液从线性探针的入口端灌入，同时在出口端收集透析液，最后用仪器检测出所收集透析液中的药物浓度。利用该浓度测定值，并结合探针的回收率，即可换算出给药部位皮下的药物浓度（图 2-14-7）。

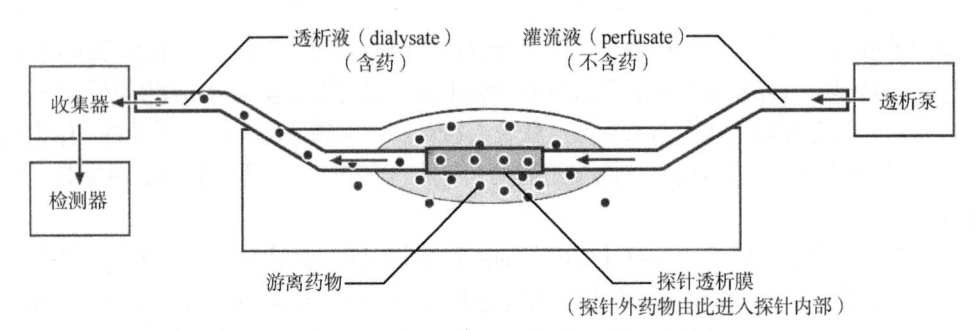

图 2-14-7　微透析采样技术测定软膏中药物的透皮吸收

三、实验内容

（一）实验材料与设备

1. 试剂与试药

水杨酸、硬脂酸、硬脂醇、单硬脂酸甘油酯、白凡士林、羊毛脂、液体石蜡、羊毛脂、三乙醇胺、甘油、山梨醇、吐温-80、司盘-80、淀粉、氯化钠、氯化钙、氯化钾、琼脂、三氯化铁、硫酸铁铵、氯仿、乙醇、酚酞指示剂、氢氧化钠等。

2. 仪器与设备

研钵、天平、恒温水浴箱、蒸发皿、烧杯、温度计、量筒、容量瓶、试管、直尺、透皮吸收扩散仪、玻璃纸、插入度计、黏度计、显微熔点仪、滴定装置、超声仪、微孔滤膜滤器、分光光度计等。

3. 实验动物

SD 大鼠、大耳兔。

（二）实验步骤

1. 乳剂型基质水杨酸软膏的制备

以下各处方设计以 10g 为制备总量，实际制备量根据后面的实验设计，计算实际的需求量，以满足质量检查及药物释放、穿透等性能考察的需要。

（1）W/O 型基质（学生自行设计）

本部分由学生根据所提供的药物及其他材料，自行设计并制备。

[供选材料]

水杨酸	硬脂酸	白凡士林
液体石蜡	羊毛脂	硬脂醇
甘油	山梨醇	纯化水
吐温 80	司盘 80	单硬脂酸甘油酯

[制备要求]

设计出水杨酸含量为 4%的 W/O 型乳剂型基质软膏剂，共制备 10g，每组学生根据自己设计的处方写出实际的制备工艺，并完成制备过程。

(2) O/W 型基质
[处方]

水杨酸细粉（过六号筛）	0.4g	
硬脂酸	1.2g	
单硬脂酸甘油酯	0.4g	
凡士林	0.4g	
羊毛脂	1.6g	
三乙醇胺	0.5g	
甘油	0.7g	
纯化水	4.8g	
共制	10.0g	

[制法]
（1）将处方量硬脂酸、单硬脂酸甘油酯、羊毛脂、凡士林置于干燥烧杯内，水浴加热至70～80℃，使全部溶解，得油相。
（2）将处方量甘油、纯化水置另一烧杯中，混匀，加热至70～80℃，边搅拌边加入三乙醇胺 0.5g，使全部溶解，得水相。
（3）在保温条件下，将水相缓缓加入油相，边加边搅拌，使乳化完全。
（4）停止加热，继续搅拌至接近室温，加入水杨酸细粉，搅匀，既得。

2. 油脂性基质水杨酸软膏的制备
[处方]

水杨酸细粉（过六号筛）	0.4g	
凡士林	8.7g	
羊毛脂	0.9g	
共制	10.0g	

[制法]
（1）按处方量称取凡士林，加入处方量羊毛脂，水浴加热熔融，搅拌均匀。
（2）基质冷却到近室温时，加入水杨酸细粉，搅匀，即得。

3. 水性凝胶基质水杨酸软膏的制备
[处方]

水杨酸细粉（过六号筛）	0.4g	
甘油	7.0g	
淀粉	1.0g	
纯化水	1.6mL	
共制	10.0g	

[制法]
（1）将淀粉、甘油、纯化水置烧杯中，水浴加热使溶解，糊化。
（2）基质冷却到近室温时，加入水杨酸细粉，搅匀，即得。

[注意]
避免水分蒸发。

4. 水杨酸软膏的质量检查

（1）主药含量测定：水杨酸含量采用酸碱滴定法进行测定。精密称取油脂性基质和乳剂型基质水杨酸软膏各 1g，按下述操作分别测定。加入中性氯仿和乙醇（1∶1）混合液 20mL，水浴加热，溶解后放冷，加酚酞指示剂 2 滴，用 0.1mol/L NaOH 溶液滴定液滴定，滴至溶液粉红色。每种软膏共测定 3 次，记录 NaOH 溶液的消耗量，并计算水杨酸软膏中的水杨酸含量。结果应在规定范围以内。测定允许波动范围±10%，即含量范围应为 3.6%～4.4%。

（2）熔点和熔程检查：对油脂性基质软膏应测定熔点或熔程，通过测定结果可判断基质的热敏性，即基质是否能够遇热熔化而流动，同时在温度为体温以下时保持半固体状态。采用显微熔点仪进行测定（图 2-14-8），通常以凡士林的熔程作为参照。

（3）黏度、插入度检查：软膏黏度的测量一般采用旋转黏度计测定，Brookfield 黏度计（图 2-14-9）、圆锥平板黏度计和 Penetrometer 黏度计均可使用。如用 Brookfield 黏度计测定黏度，转速应设为 0.3r/min、0.6r/min、1.5r/min。记录各转速下相对应刻度盘上的读数，读数乘以 Brookfield 黏度计产品目录给出的因子计算得出黏度。

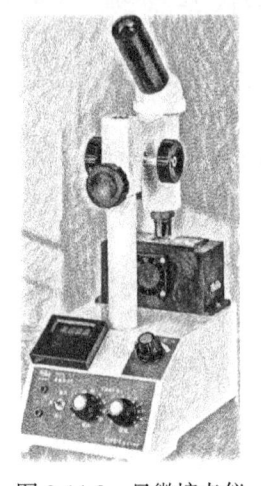

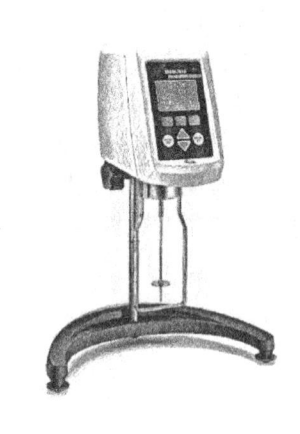

图 2-14-8　显微熔点仪　　图 2-14-9　Brookfield 黏度计

插入度又称锥入度，是衡量软膏剂稠度的指标。插入度采用插度计检查（图 2-14-10），按式（14-1）计算不同软膏的插入度：

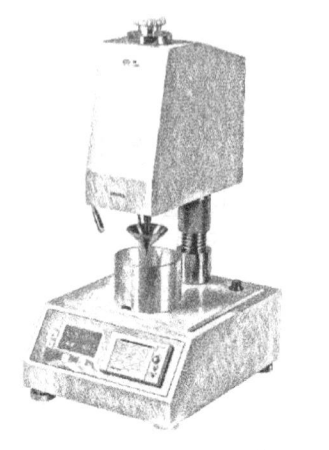

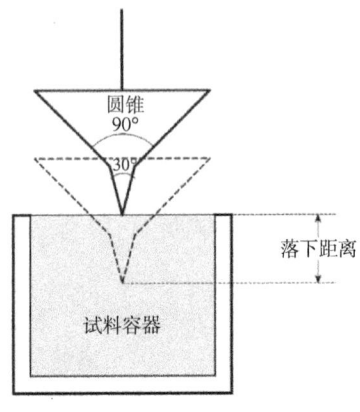

图 2-14-10　插入度计

$$插入度=落下距离（mm）\times 10 \tag{14-1}$$

（4）皮肤刺激性试验：采用"家兔法"进行皮肤刺激性试验。取家兔6只，剃去背毛（约3cm²），并休息24h。其中4只，各取0.5g水杨酸软膏（分别为油脂性基质、水溶性基质、O/W乳剂型基质和W/O乳剂型基质）均匀涂布，另外2只，采用空白基质作为对照。24h后，观察皮肤有无发红、起疹等现象。

（5）稳定性检查：采用加速试验法进行检查。将软膏均匀装入密闭容器中，分别置恒温箱（39℃±1℃）、室温（25℃±1℃）及冰箱（5℃±1℃）中，2个月后检查其含量与刺激性（检查方法同前）。

对乳膏还需要进行耐热、耐寒试验。分别于55℃恒温箱恒温6h，于-15℃放置24h，观察外观色泽、均匀度、pH、油水分离情况等。

5. 水杨酸软膏的药物释放、穿透和吸收研究

（1）凝胶扩散法

1）取氯化钠0.85g，氯化钙0.048g，氯化钾0.03g，加水至100mL，搅拌溶解，即得林格氏液。

2）取琼脂粉2g，加入120mL林格氏液中，于水浴上加热煮沸，使之溶解。

3）冷却至60℃后，加入显色剂三氯化铁试液数滴，混匀。

4）立即倒入事先预热的8支10mL试管中，装量为距管口2cm，直立静置凝固，备用。

5）将制得的4种水杨酸软膏，分别填装于上述有琼脂基质的试管中，注意使软膏与基质接触紧密，每种软膏装2管，注意每管装量相等（图2-14-11）。

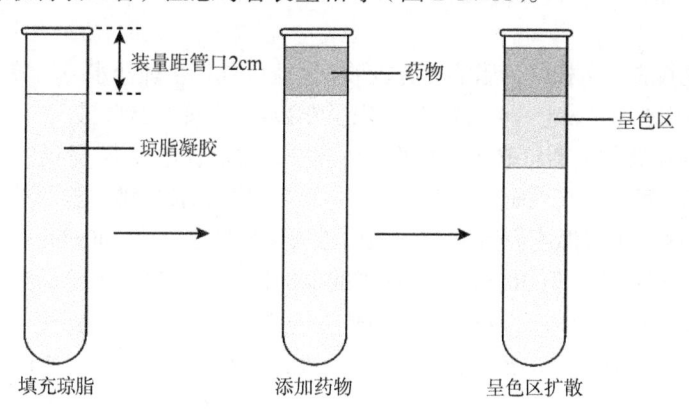

图 2-14-11　凝胶扩散法操作流程

6）将试管置恒温水浴箱内（37℃）放置，于不同时间点 t（0.5h、1h、2h、4h、8h、16h、24h、48h、72h），测定药物向琼脂中渗透的距离，即变色区的长度 Y（mm）。

7）记录测得的数据，绘制扩散距离对时间的曲线，以比较4种不同基质药物释放的情况。曲线方程为：

$$Y^2 = Kt$$

式中，Y 表示扩散距离（mm），t 表示扩散时间（h），K 表示扩散系数（mm²/h）。

以呈色区高度的平方为纵坐标、时间为横坐标作图，拟合一直线，求得其斜率，即为扩散系数。

（2）离体皮肤法：采用Franz扩散池（图2-14-4）进行离体皮肤法测定4种水杨酸软膏中药物的释放和透皮能力，每次取样后，以分光光度法测定制剂中水杨酸的含量。

1）含量测定方法的建立：离体皮肤法实验过程中，需要定时从扩散池中取样，测定其中水杨酸含量，因此需要首先建立分光光度法测定的方法。由于时间所限，实验中省去精密度试验、稳定性试验、重复性试验、回收率试验等方法学考察项目。

A. 测定波长的选择：精密称取水杨酸适量，分别加水制成 10μg/mL、20μg/mL、40μg/mL 溶液。在 250~450nm 波长范围内分别进行扫描，得各自光谱图，记录水杨酸的最大吸收波长（应在297nm附近）。

B. 线性关系考察及标准曲线的绘制：精密称取水杨酸 0.06g，置 100mL 容量瓶中，加适量水，超声 30min，使其完全溶解后，加水定容至刻度，摇匀，得对照品储备液（浓度为 0.6mg/mL）。精密量取对照品储备液 0.5mL、1.0mL、2.0mL、3.0mL、5.0mL，分别置 100mL 容量瓶中，加水稀释至刻度，摇匀，微孔滤膜过滤，得标准溶液（浓度分别为 3μg/mL、6μg/mL、12μg/mL、18μg/mL、30μg/mL）。在 297nm 波长处分别测定吸光度。以标准溶液浓度为横坐标（X），吸光度为纵坐标（Y），绘制标准曲线，经计算求得回归方程。分析吸光度与水杨酸浓度之间的线性关系范围。

C. 样品含量测定：每次从 Franz 扩散池取样后，经微孔滤膜滤过，以水为空白对照，在 297nm 波长分别测定吸光度，利用标准曲线求取样品中水杨酸的含量。

2）离体皮肤法的操作步骤

A. 动物离体皮肤的制备：取 SD 大鼠，使其吸入过量乙醚进行麻醉，颈椎脱臼处死，于胸骨至腹部涂抹脱毛剂，脱毛后用剪刀剪去未去除的短毛，然后剪开下腹部皮肤，剔除皮下脂肪组织（操作时注意不要损伤皮肤角质层），最后用生理盐水冲洗干净，滤纸吸干，铺平，得离体皮肤。

B. 接收液的配制：水杨酸为脂溶性有机酸，因此可选择生理盐水与乙醇的混合溶液作为接收液。将生理盐水与乙醇按 70:30 的体积比混合均匀，即得接收液。

C. 透皮实验装置的准备：取准备好的离体皮肤，剪取合适大小，固定于 Franz 扩散池的供应室与接收室之间，皮肤表面朝向供应室。将接收液加入接收池，排尽气泡，使液面与皮肤真皮侧完全接触。水浴温度设为 32℃，池内磁力搅拌转速设为 400r/min。

3）取样和检测：待平衡 30min 后，从扩散池的取样口精密量取样品液 0.2mL，同时补加等体积接收液。该时间点记为 0h，按前面建立的样品分析方法，测定样品中水杨酸浓度。以同样的方法，于 0.5h、1h、2h、4h、6h、8h、12h、24h 的时间点，取样并测定，记录测定结果。

4）数据处理

A. 单位面积累积渗透药物量（Q_n）的计算及 Q_n-t 曲线的绘制

第 n 个时间点 Q_n（μg/cm²）的计算公式为：

$$Q_n=\frac{C_n \times V_0 + \sum_{i=1}^{n-1}(C_i \times V_i)}{A} \tag{14-2}$$

式中，C_n 为第 n 个时间点的浓度测定值（μg/mL），C_i 为第 n 个时间点之前的某个时间点的浓度测定值（μg/mL），V_0 为接收液的总体积（mL），V_i 为每次取样的体积（mL），A 为渗透有效皮肤面积（cm²）。

以各时间点的 Q_n 值为纵坐标，时间 t 为横坐标，绘制不同软膏剂的 Q_n-t 曲线。

B. 药物累积渗透率（Q_e）的计算及 Q_e-t 曲线的绘制

药物累积渗透率 Q_e 用于衡量制剂中药物经皮渗透的程度,按式(14-3)计算 Q_e 值:

$$Q_e = \frac{Q_n \times A}{W} \times 100\% \qquad (14-3)$$

式中,Q_n 为单位面积累积渗透药物量($\mu g/cm^2$),A 为渗透有效皮肤面积(cm^2),W 为各软膏剂上样体积中的含药量(μg)。

以各时间点的 Q_e 为纵坐标,时间 t 为横坐标,绘制不同制剂的 Q_e-t 曲线。

C. 全部测定值都用 $\bar{x} \pm s$ 来表示,均数比较采用统计软件进行单因素方差分析或 t 检验。

四、实验结果与讨论

1. 观察并记录4种不同基质的外观和性状。
2. 在主药含量测定实验中,记录3种不同基质的水杨酸软膏的滴定实验中的 NaOH 消耗量,并计算主药含量,对结果进行判定和分析(表2-14-1)。

表2-14-1　不同水杨酸软膏中主药含量测定结果

	NaOH 消耗量(mL)	水杨酸含量(%)	结果及分析
油脂性基质			
W/O 乳剂型基质			
O/W 乳剂型基质			

3. 记录熔点(或熔程)、黏度、插入度检查的结果,对结果进行判定和分析(表2-14-2)。

表2-14-2　不同软膏剂的物理性质检查结果

	熔点(熔程)(℃)	黏度(Pa·S)	插入度	结果及分析
油脂性基质				
W/O 乳剂型基质				
O/W 乳剂型基质				
水溶性基质				

4. 在皮肤刺激性试验中,记录含药组及空白组各家兔的皮肤反应情况,判断不同基质的刺激性情况(表2-14-3)。

表 2-14-3　不同软膏剂的皮肤刺激性试验结果

	家兔皮肤反应（有无发红、起疹等现象）		结果及分析
	含药组	空白组	
油脂性基质			
W/O 乳剂型基质			
O/W 乳剂型基质			
水溶性基质			

5. 稳定性检查试验中，于制剂制备完成 2 个月后，检查不同温度贮存条件下的软膏剂的变化情况，检查项目包括含量测定及刺激性检查，记录检查结果并分析（表 2-14-4）。除此之外，乳剂型基质软膏，还应记录耐热耐寒试验结果（表 2-14-5）。

表 2-14-4　软膏剂放置 2 个月后检查结果

	39℃		25℃		5℃		结果及分析
	含量测定	刺激性	含量测定	刺激性	含量测定	刺激性	
油脂性基质							
W/O 乳剂型基质							
O/W 乳剂型基质							
水溶性基质							

表 2-14-5　乳剂型基质软膏耐热耐寒试验

	55℃恒温箱恒温 6h			−15℃放置 24h			结果及分析
	外观色泽	pH	油水分离	外观色泽	pH	油水分离	
W/O 乳剂型基质							
O/W 乳剂型基质							

6. 凝胶扩散实验实验中，记录不同时间点各软膏剂的呈色区高度值（表 2-14-6），并以时间 t 为横坐标，呈色区高度 Y 的平方值为纵坐标，拟合直线方程 $Y^2=Kt$，方程的斜率 K 即为扩散系数。根据扩散系数来评价并讨论不同基质对水杨酸释放性能的影响。

表 2-14-6　不同软膏剂药物释放性能测定结果

	呈色区高度（mm）								
	0.5h	1h	2h	4h	8h	16h	24h	48h	72h
油脂性基质									
W/O 乳剂型基质									
O/W 乳剂型基质									
水溶性基质									

7. 离体皮肤法研究部分，需要保留记录以下内容和数据

（1）利用分光光度计对水杨酸溶液进行全波长扫描所得到的紫外吸收光谱图及最大吸收波长。

（2）在线性关系考察实验中，记录不同浓度水杨酸对照品溶液的对应的吸光度值，拟合出直线方程并绘制出标准曲线，确定线性范围（表2-14-7）。

表2-14-7 利用紫外分光光度法检测水杨酸的线性关系考察结果

浓度（μg/mL）	3	6	12	18	30
吸光度					
拟合直线方程					
线性范围					

（3）在利用Franz扩散池进行经皮渗透实验中，在开始取样之前，应测量并计算：①扩散池中皮肤的有效渗透面积A（cm^2）。②扩散池的接收室中接收液的总体积V_0（mL）。③各软膏剂上样体积中的含药量W（μg）；在取样过程中，记录取样的时间点t（h）、每次取样的取样体积V_i（统一为0.2mL）、吸光度值及计算所得样品浓度的测定值C_i、C_n（μg/mL）。将数据填入表2-14-8中，计算各个时间点的单位面积累积渗透药物量Q_n（μg/cm^2）及药物累积渗透率Q_e（%），将数据填入表2-14-8中。

以各时间点的Q_n值为纵坐标，时间t为横坐标，绘制不同软膏剂的Q_n-t曲线；以各时间点的Q_e为纵坐标，时间t为横坐标，绘制不同软膏的Q_e-t曲线。

表2-14-8 离体皮肤法实验结果

		$A=$ cm^2		$V_0=$ mL		$W=$ μg		$V_i=$ 0.2mL	
	时间（h）	0.5	1	2	4	6	8	12	24
油脂性基质	吸光度								
	C_i（μg/mL）								
	Q_n（μg/cm^2）								
	Q_e（%）								
	时间（h）	0.5	1	2	4	6	8	12	24
水溶性基质	吸光度								
	C_i（μg/mL）								
	Q_n（μg/cm^2）								
	Q_e（%）								
	时间（h）	0.5	1	2	4	6	8	12	24
W/O乳剂型基质	吸光度								
	C_i（μg/mL）								
	Q_n（μg/cm^2）								
	Q_e（%）								
	时间（h）	0.5	1	2	4	6	8	12	24
O/W乳剂型基质	吸光度								
	C_i（μg/mL）								
	Q_n（μg/cm^2）								
	Q_e（%）								

五、思考题

1. 根据实验各种检测结果，讨论不同类型基质对水杨酸软膏的药效的发挥可能产生哪些影响，要求以数据为依据进行说明。
2. 影响药物从软膏基质中释放、穿透和吸收的因素分别有哪些？
3. 在经皮吸收制剂的研制过程中，如何根据不同情况选择合适的剂型和基质？
4. 对于软膏剂中药物的释放、穿透和吸收评价的方法，除实验中所涉及的凝胶扩散法和离体皮肤法之外，还有其他哪些方法？查阅相关文献，并结合文献研究，谈谈不同方法的特点。

（编写老师：凌家俊）

实验十五　固体制剂单元操作及设备虚拟仿真实训
（虚拟仿真实验）

虚拟仿真是近年来发展起来的新的实验技术。虚拟仿真实验是指在网络和计算机系统中，采用虚拟现实技术，实现各种虚拟实验环境，实验者可以像在真实的环境中一样，完成各种预定的实验项目。在很多情况下，虚拟仿真实验所取得的学习或训练效果可等价于甚至优于在真实环境中所取得的效果。

广州中医药大学虚拟仿真实验中心分为两大教学功能区：教学展示区和交互体验区（图 2-15-1）。其中教学展示区主要用于教师进行课堂讲授、学生上机操作及考试。教室内至少可同时满足 40 个学生计算机上课及 40 人以内的学生同时交互体验。除了实现虚拟仿真教学功能，还可以作为多功能多媒体室，并配备有多屏展示和交互一体机，可为教师及学生进行特色活动、创业路演、多功能会议或校内外培训等活动提供平台。交互体验区主要用于实现更高级的虚拟仿真体验。机房服务器从硬件上已接入校园网，所以在教学方式上，除可实现本地授课和体验之外，还可通过互联网接入的方式实现"远程虚拟仿真实验"，从而大大提高实验教学的伸缩性和适应性，克服了实验场地、实验器材、课时数等对学生实践能力培养的限制。

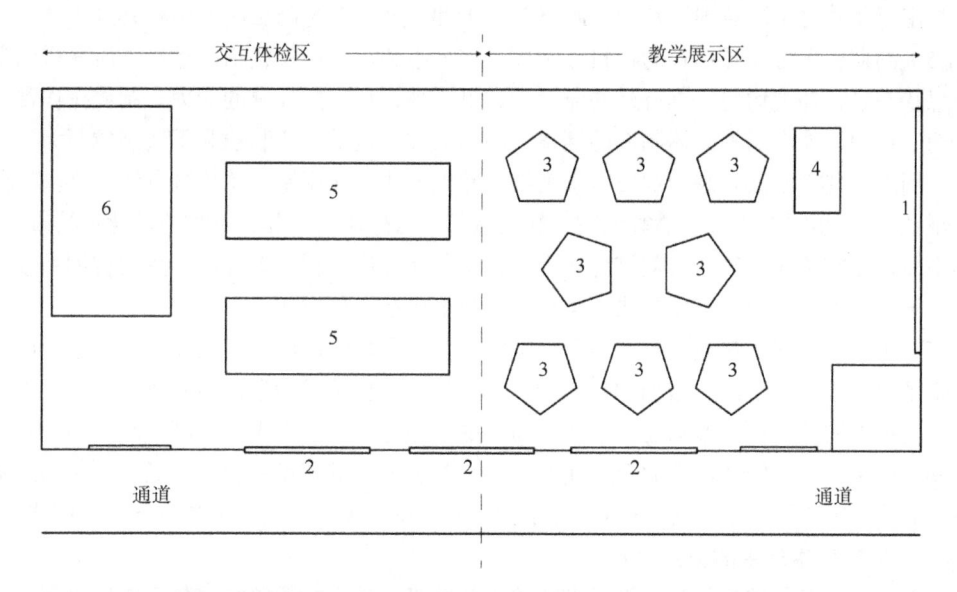

图 2-15-1　广州中医药大学中药学院虚拟仿真实验中心平面图

1. 双通道融合大屏　2. 三通道玻璃融合屏　3. 电脑（学生机）　4. 电脑（教师机）　5. MR 交互一体机　6. 交互体验式 VR

一、目的要求

1. 掌握固体制剂生产中的粉碎、分级、混合、制粒、干燥等单元操作的原理。
2. 熟悉固体制剂生产中的常用设备的结构、原理及操作方法。

二、实验原理

1. 固体制剂的单元操作

固体制剂制备中的常用单元操作包括粉碎、分级、混合、捏合、制粒、干燥。

（1）粉碎：是将大块物料借助机械力破碎成适宜大小的颗粒或细粉的操作。物料经粉碎后，可以减小粒径，增加比表面积。对物料进行粉碎的意义在于，增加药物的溶出，提高难溶性药物的生物利用度，并且在剂型制备的过程中，有利于提高组分混合的均匀度及药物在介质中分散度，并且有助于天然药物的提取。粉碎的程度用粉碎度（n）表示（$n=\dfrac{D_1}{D_2}$，D_1、D_2 分别表示粉碎前和粉碎后的最大物料块的直径）。粉碎过程中需要机械力做功，不同粉碎设备的作用力形式包括冲击、压缩、剪切、弯曲和研磨，学习过程中要理解不同设备的作用力形式。衡量物料粉碎难易程度的指标是功指数，功指数越小则越容易粉碎。粉碎的方法有闭塞粉碎、自由粉碎、开路粉碎、循环粉碎、干法粉碎、湿法粉碎、常温粉碎、低温粉碎、单独粉碎、混合粉碎等。

（2）分级：又称"筛分"，是借助筛网孔径大小将物料按粒径不同进行分离的操作，目的是保证物料粒度的均匀性。物料经筛分后，利于均匀混合，且能符合不同剂型的粒度要求。

（3）混合：是把两种或多种物料混匀的操作，可使物料中的各组分含量、色泽均匀一致。混合程度的表示方法有标准偏差（σ）、方差（σ^2）或混合度（M）。混合的方法有搅拌混合、研磨混合和过筛混合。

（4）捏合：是将固体粉末与适量液体（润湿剂或黏合剂）混匀后，制成可塑性团块的操作，常用于制软材（颗粒剂、片剂、胶囊剂等）和制丸块（塑制法制备中药丸剂）。

（5）制粒：是将不同形式的物料，制成一定大小和形状颗粒状物的操作。所获得的颗粒的理想状态是，外观均匀，具有好的流动性和可压性，具有抗吸湿的能力。制粒操作常用于颗粒剂、片剂、胶囊剂等固体制剂的制备。制粒的方法包括湿法制粒和干法制粒两大类。湿法制粒利用润湿剂或液态黏合剂使粒子聚结，常见方法有挤压制粒（传统方法）、剪切制粒、流化制粒（"一步制粒法"）、喷雾制粒、转动制粒、熔融制粒（黏合剂加热熔化后再凝固）、液相中晶析制粒（通过改变溶剂使药物在液相中析晶并形成颗粒）等。干法制粒利用较大压力使粒子间产生结合力，有压片法（重压法）和滚压法两种形式。

（6）干燥：是利用热能使物料中湿分蒸发，得到干燥固体产品的操作。物料经干燥后，可以实现改善药物稳定性、增加物料流动性等目的，并且可以满足剂型制备的各项要求。例如，中药提取物的干燥、湿颗粒的干燥、粉末的干燥等。用于干燥的温度一般为 40~60℃，在干燥过程中，需要控制合理的干燥速度（U）。物料干燥的程度用含水量表示，包括湿基含水量（w）和干基含水量（x）。水分的测定方法有干燥失重测定法、卡尔费休法、甲苯法等。

2. 固体制剂生产中的常用设备

（1）粉碎设备：常见的粉碎设备有研钵、球磨机、冲击式粉碎机、气流粉碎机等。

球磨机在结构上由圆柱筒（钢或瓷）和球（钢或瓷）组成，结构简单，但效率较低。主要用于贵重物料粉碎、无菌粉碎、干法或湿法粉碎等。球磨机的粉碎效果受多种因素的影响，包括转速、球与物料的装量、球的大小与重量等。

冲击式粉碎机又称为"万能粉碎机"，在结构上有不同形式，包括锤击式和冲击柱式，作用力以冲击力为主，用途广泛，可用于脆性及韧性药物的粉碎，可实现普通粉碎及超细粉碎。

气流粉碎机又称为流能磨、超级粉碎机、微粉机等，其原理是物料由超音速气流带入并高速运动，通过相互碰撞、摩擦实现物料粉碎，再由旋风分离器实现大、小粒子分离。该设备的特点有：粉碎效率高，可实现超微粉碎（3~20μm）；粉碎过程不发热，可用于热敏及低熔点药物粉碎（焦耳-汤姆逊冷却效应）；封闭体系，可实现无菌粉碎。常见的有圆盘式和椭圆式两种形式。

（2）筛分设备：常见的筛分设备是各种药筛。药筛按制备方法分为编织筛和冲眼筛（图2-15-2），按筛孔大小有一号筛至九号筛（筛号越小则筛孔越小），按筛的运动方式有摇动筛和振动筛。

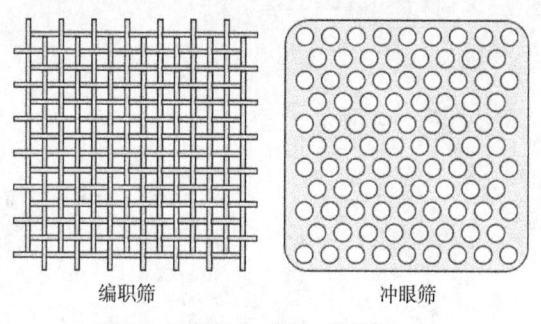

编职筛　　冲眼筛

金属丝（不锈钢丝、铜丝、铁丝等）
非金属丝（尼龙丝、绢丝、马尾、细竹丝等）

图 2-15-2　编织筛和冲眼筛

摇动筛又称为振荡筛分仪、振筛机，结构上由不同孔径的筛排列而成，其运动方式以水平摇动为主，有电动或手动。主要用于小批量生产，测定粒度分布，适于剧毒药或刺激性药物的筛分。

振动筛又称为旋振筛，结构上由筛网和不平衡重锤组成，运动方式上可同时实现水平运动和垂直运动，特点是可实现连续操作，分离效率高。振动筛在生产中应用较为广泛。

气流筛又称为气流筛分机，在结构上为封闭体系，以高速气流作为物料的载体。过筛过程中，物料由高速气流带动向筛网喷射从而实现筛分。该法产量大、效率高、不黏网、细度精确，对物料的密度、黏度、团聚性适应性好，适用于各种难筛微细粉的筛分。

（3）混合设备：包括容器旋转型混合机和容器固定型混合机两大类。

容器旋转型混合机靠容器本身的旋转作用带动物料上下运动而混合。此类混合机的混合筒部分有不同的形状，有V形、圆柱形、锥形、双锥形等，其中V形混合筒常被认为具有较好的混合效果。不同的设备，混合筒的运动形式也有差异，有些混合筒除绕轴旋转外，还可同时实现来回摆动，从而提高混合的效率。

容器固定型混合机靠叶片、螺带或气流的搅拌作用而实现物料的混合。此类混合机在外观上有卧式和立式之分。立式锥形混合机有贴合侧壁的螺杆，可同时实现自转和公转，在混合过程中，物料在螺杆的带动下，自下而上不断翻滚，在保证混合效率的同时，还具有较小的占地面积，值得推广（图2-15-3）。

（4）制粒设备：常见的制粒设备有摇摆式制粒机、螺旋挤压制粒机、倾斜转动制粒机、转动圆盘型制粒机、高速剪切制粒机、流化制粒机、喷雾制粒机、复合制粒机、滚压制粒机等。

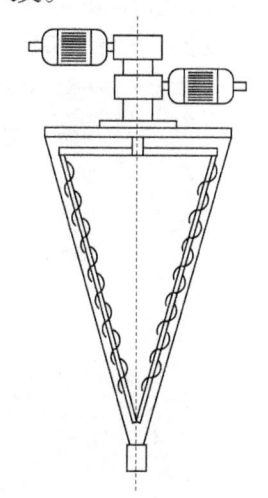

图 2-15-3　立式锥形混合机

3. 虚拟仿真软件介绍

固体制剂单元操作虚拟仿真实训采用南京药育智能科技有限公司的"药学虚拟仿真平台"（图2-15-4），该平台包括了知识库、仿真训练、作业考核及管理模块。本次实训将利用其中"知识库"中"药品生产"的部分内容进行学习。

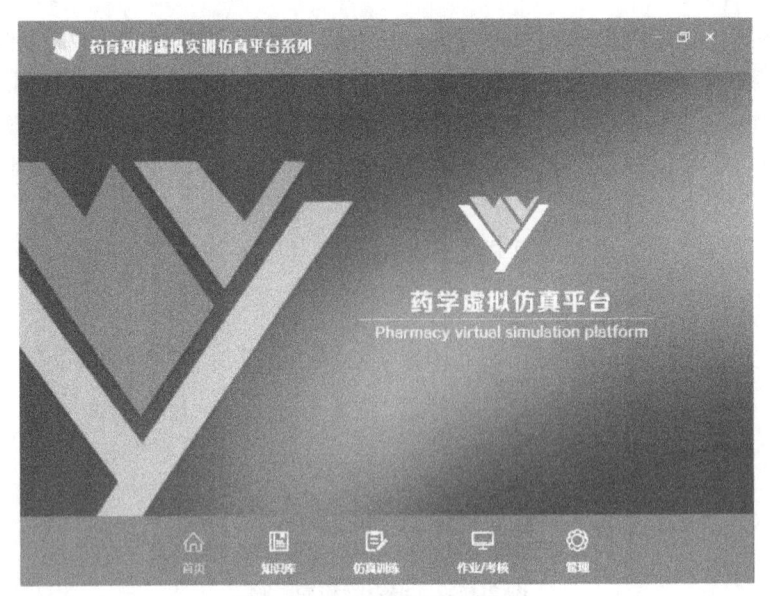

图 2-15-4　药学虚拟仿真平台

三、实验内容

（一）获取实验知识点列表

进入软件应用之后，点击"知识库"模块，在"药品生产-图文讲解-知识点"处点击打开，在所打开的界面顶部出现可选择栏，包括 GMP、自学微课、设备工艺展示、岗位标准操作规程和参考资料，本次的虚拟仿真实验需要使用其中的"设备工艺展示"模块，点击即可打开学习界面，在学习界面的左侧，可以见到知识点列表，依次为制粒设备、混合设备、干燥设备、粉碎设备、过筛设备、输送设备和整粒设备（图 2-15-5）。展开后即可见到具体的设备，点击进入具体学习界面。

设备工艺展示部分所收纳的常用设备共 44 个（表 2-15-1）。

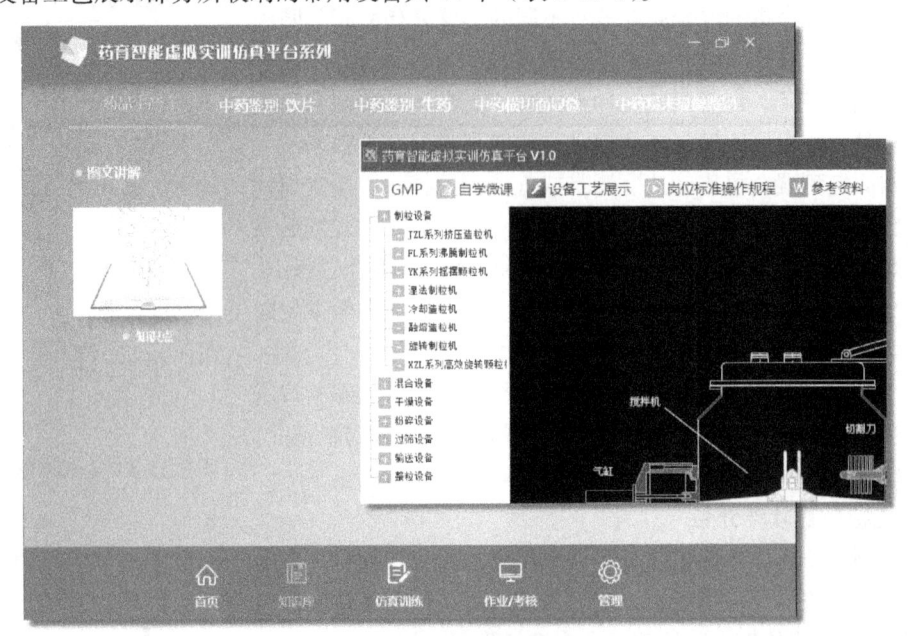

图 2-15-5　设备工艺展示学习模块

表 2-15-1　药学虚拟仿真平台设备工艺展示常用设备

类型	数目	设备名称
粉碎设备	7	CF 系列锤式粉碎机
		CSJ 系列粗碎机
		FL 系列风冷式粉碎机
		GFSJ 系列高效粉碎机
		WFJ 系列微粉机
		WF 系列万能粉碎机
		WF 系列吸尘式粉碎机
过筛设备	5	FTS 系列旋转筛
		ZSJ 系列振动筛粉机
		ZS 系列高效粉筛机
		ZS 系列振荡筛
		ZS 系列振动方形筛粉机
混合设备	9	V 型混合机
		V 型强制搅拌混合机
		W 系列混合机
		槽型混合机
		二维运动混合机
		高速混合机
		螺带混合机
		三维多向混合机
		锥形双螺旋混合机
制粒设备	8	沸腾制粒机
		高速剪切制粒机
		高效旋转颗粒机
		挤压制粒机
		冷却制粒机
		熔融制粒机
		旋转制粒机
		摇摆制粒机
干燥设备	14	带式干燥机
		多层带式干燥机
		方形真空干燥机
		沸腾床干燥机
		高效沸腾干燥机
		螺旋振动干燥机
		气流干燥机
		热风循环烘箱 1
		热风循环烘箱 2
		隧道式烘干机
		旋转闪蒸干燥机
		压力喷雾干燥机
		真空耙式干燥机
		振动流化床干燥机
整粒设备	1	KZL 系列快速整粒机

（二）实验课程内容学习的操作方法

药学虚拟仿真平台中所展示的固体制剂单元操作设备，涵盖了生产中常见的制粒、混合、干燥、粉碎、过筛、输送、整粒等设备，采用 Flash 动画技术进行制作，以三维、二维、动态的形式进行展示。学生可以通过鼠标的点击操作，实现人机交互，更能突破时间和空间的限制，仅通过计算机就能使学生更形象、直观地理解这些设备的结构和工作原理，是对常规课堂内容的有益补充。

现以"高速剪切湿法制粒机"为例，介绍学生操作和学习的方法。

剪切制粒法是常用的湿法制粒方法，分为高速剪切制粒和低速剪切制粒。在药剂学教材中介绍剪切制粒法时，仅展示了制粒设备的外观，但在本次实验中，学生可以了解到设备的详细结构和动态工作原理。

在上面所述的知识点列表中，依次点击"制粒设备"—"湿法制粒机"，打开高速剪切制粒设备学习界面（图 2-15-6）。

界面的主体部分就是制粒机的二维结构图，图中标注了"气缸""开盖气缸""搅拌机""切割刀""切割电机""减速机""搅拌电机"等关键部件。

界面的右侧则展示了操作流程，包括开盖→加入物料→关盖→搅拌→开盖→加黏合剂→关盖→切割→出料，每个流程方块均可用鼠标点击，点击后就可出现相关操作的动画过程。

界面的底部是具体操作步骤的具体说明，包括：

第一步，打开盖子；

第二步，加入几种混合的物料；

第三步，关上盖子密封；

第一步：打开盖子
第二步：加入几种混合的物料
第三步：关上盖子密封
第四步：开搅拌机混合物料，通压缩空气
第五步：混合完成打开盖子
第六步：加入黏合剂
第七步：关上盖子密封
第八步：开搅拌机、切割机、通压缩空气，制粒
第九步：制粒完成，开气缸出料

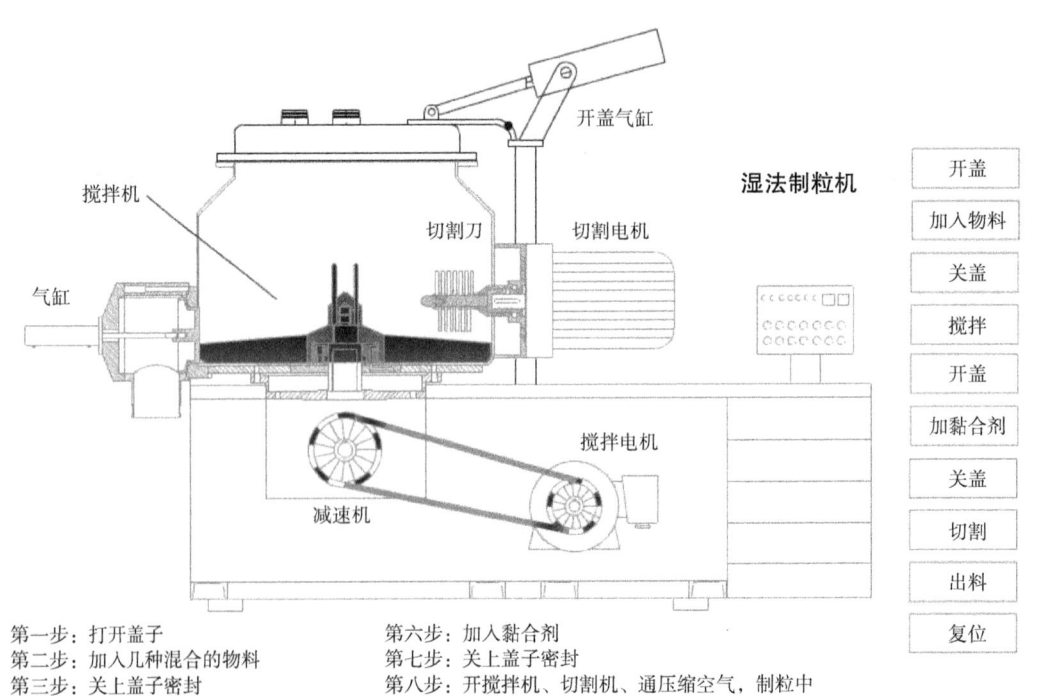

图 2-15-6　高速剪切湿法制粒机学习界面

第四步，开搅拌机混合物料，通压缩空气；
第五步，混合完成打开盖子；
第六步，加入黏合剂；
第七步，关上盖子密封；
第八步，开搅拌机、切割机、通压缩空气，制粒中；
第九步，制粒完成，开气缸出料。

（三）实验课程的学习建议

药学虚拟仿真平台中所涉及的常用设备达 48 个，而实验课程中的时间是有限的，这就需要同学们在学习时，做到科学安排学习内容，以及合理安排学习时间。首先，在课前需要充分预习，做到对固体制剂单元操作的方法、原理比较熟悉，对《药剂学》课本上涉及的各种设备要有所了解，有些问题没有太弄明白没关系，带着问题上机操作学习能事半功倍；其次，在上机前，要根据实验指导相关的操作指引，熟悉平台软件的操作方法，以便上机后能迅速找到学习内容；再次，上机学习过程中要科学选择学习内容，48 个设备全部操作一遍没有必要，同学们应根据常规理论课中所涉及的设备，找到相应的内容进行学习，对于理论课中没有要求的设备，可以作为可选内容，根据时间的富余程度，选择性地观看和学习。总之，虚拟仿真实验课的主要目的，就是作为常规理论课程学习的补充，使得我们能够加深对常规课程内容的记忆和理解。

现将药学虚拟仿真平台设备工艺展示部分所收纳的设备图片归纳如下（图 2-15-7～图 2-15-10），以便同学们自主选择进行学习。

CF 系列锤式粉碎机

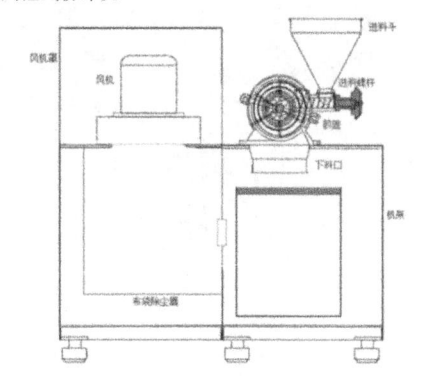

FL 系列风冷式粉碎机

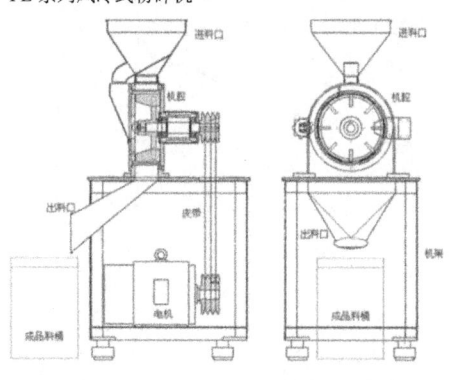

WFJ 系列微粉碎机

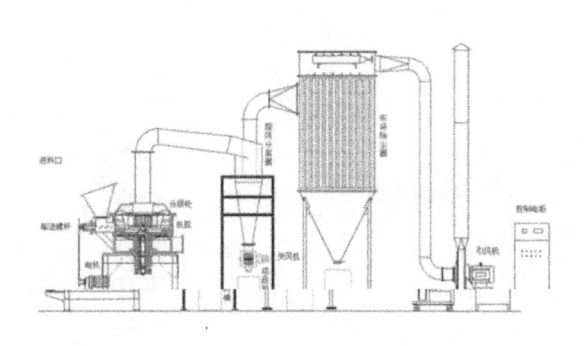

WF 系列万能粉碎机

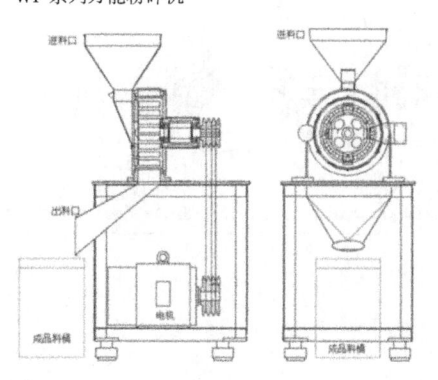

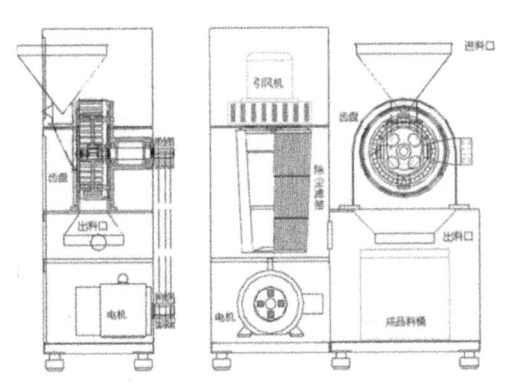

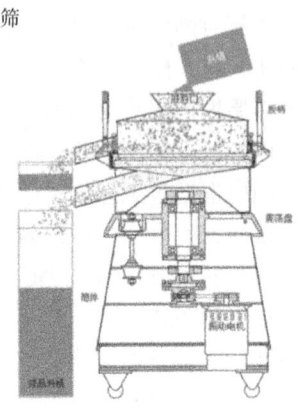

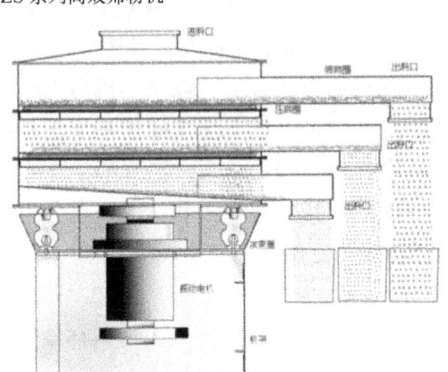

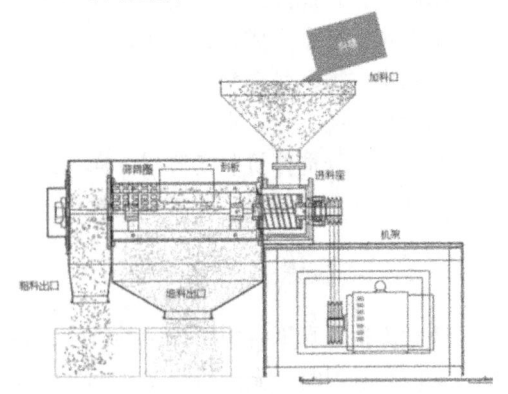

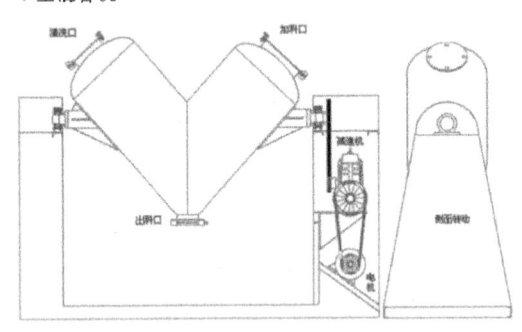

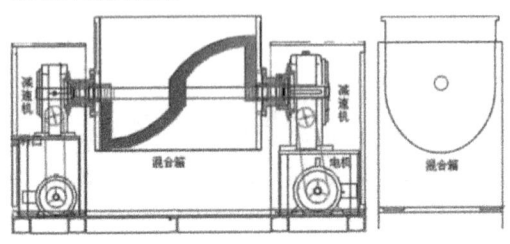

图 2-15-7　设备工艺展示（1）

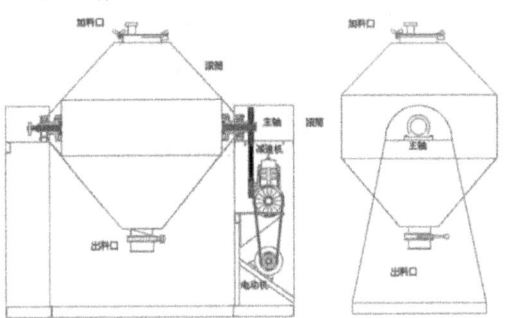

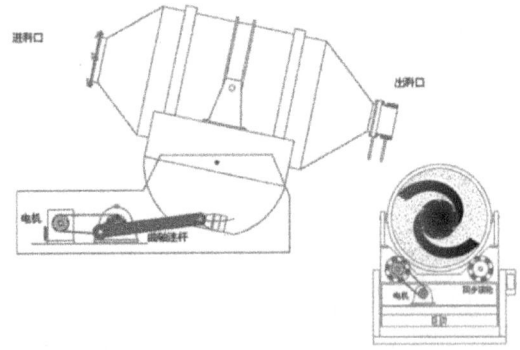

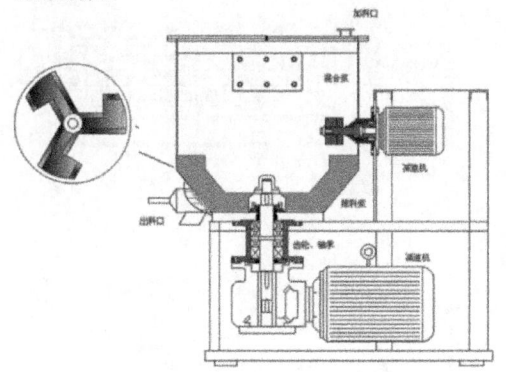

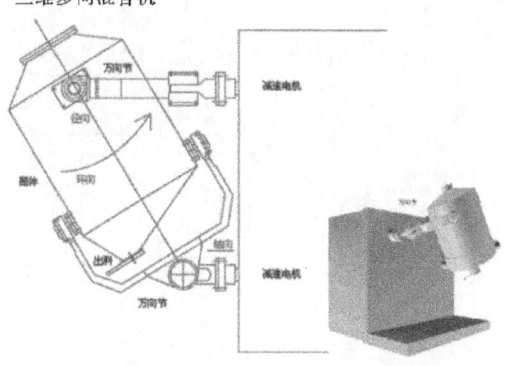

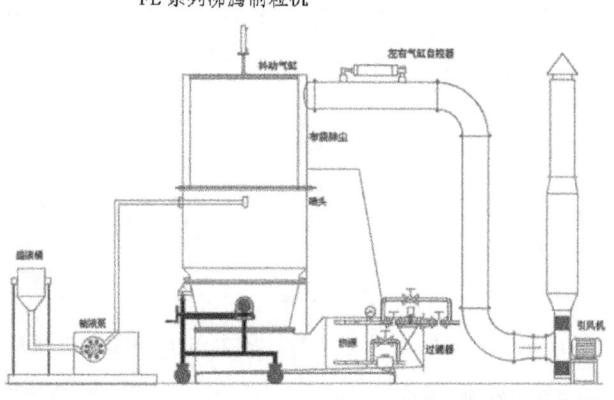

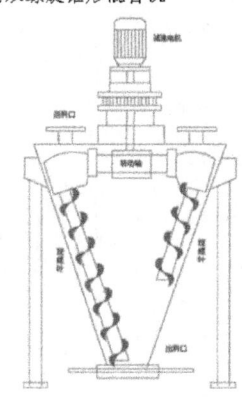

图 2-15-8　设备工艺展示（2）

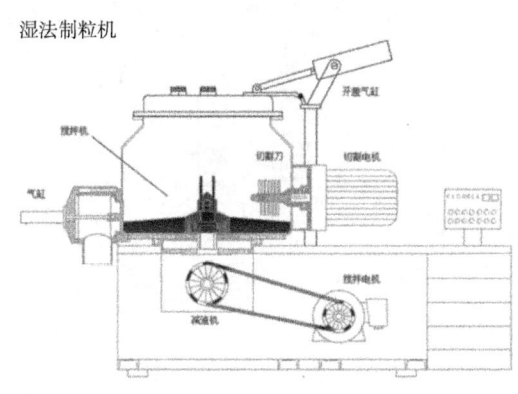

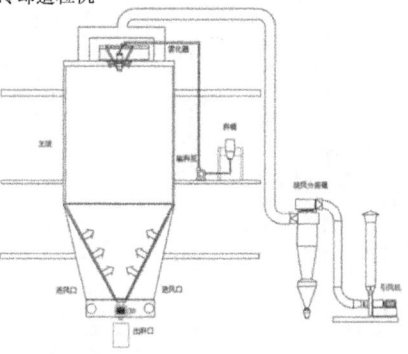

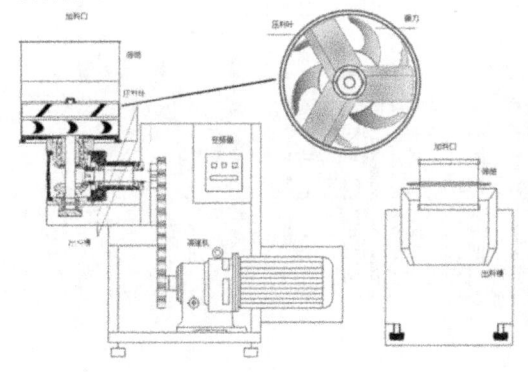

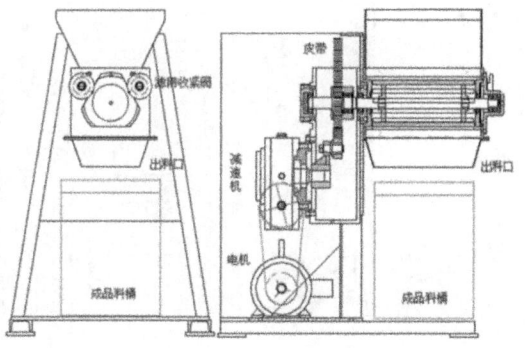

带式干燥机　　　　　　　　　　　多层带式干燥机

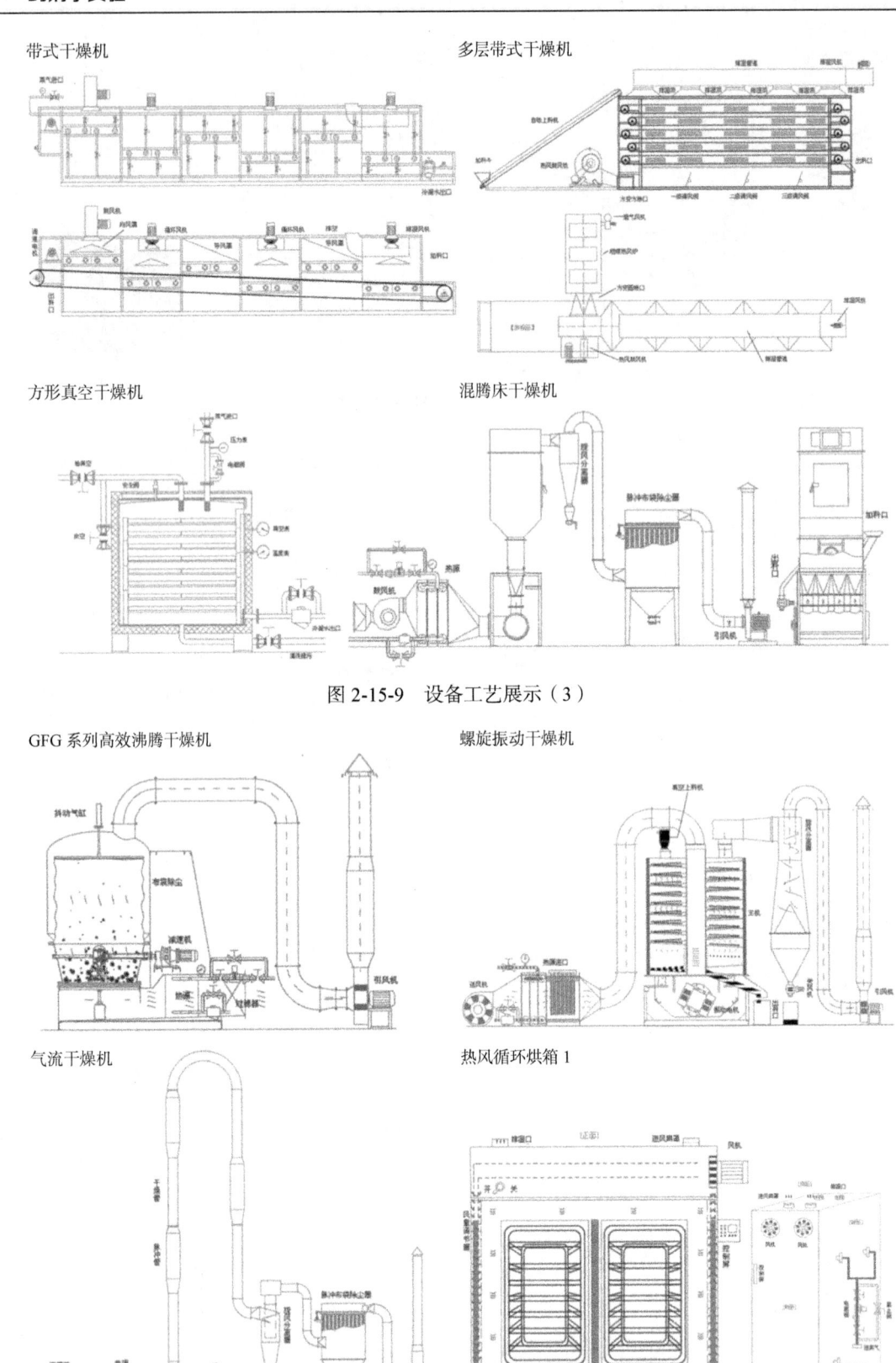

方形真空干燥机　　　　　　　　　混腾床干燥机

图 2-15-9　设备工艺展示（3）

GFG 系列高效沸腾干燥机　　　　螺旋振动干燥机

气流干燥机　　　　　　　　　　热风循环烘箱 1

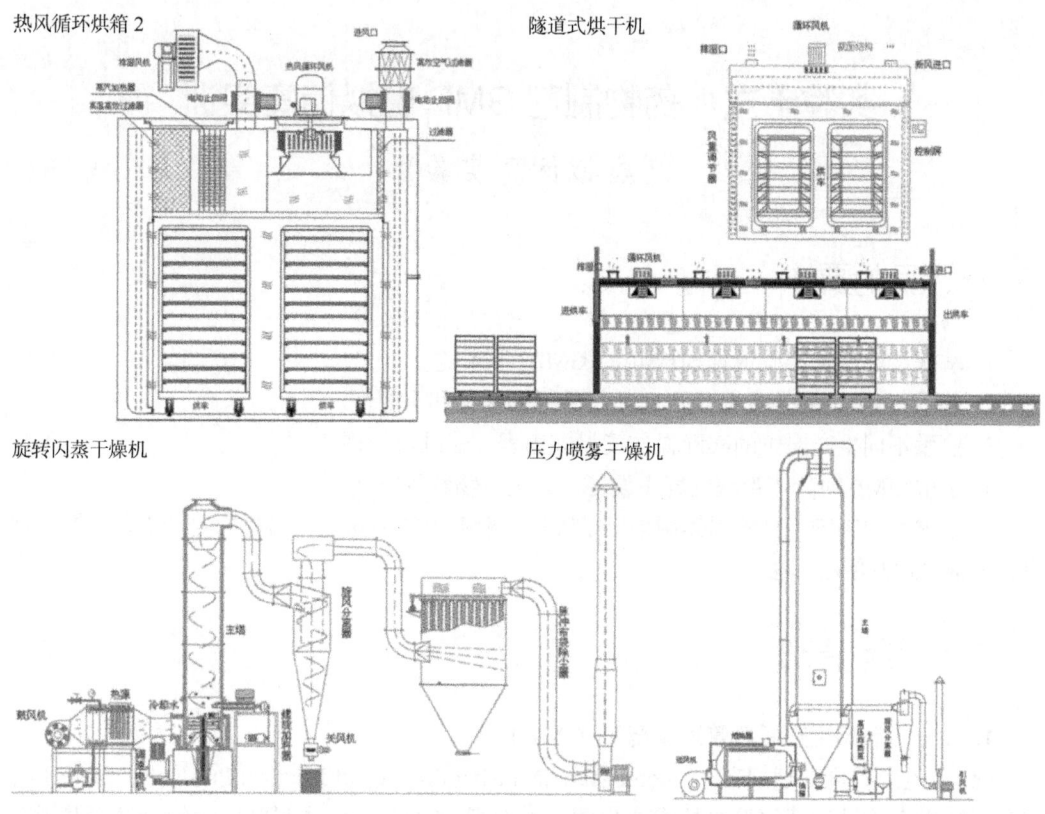

图 2-15-10　设备工艺展示（4）

四、实验结果与讨论

对粉碎、筛分、混合、制粒及干燥这 5 项单元操作，各选 1 个代表性设备，记录其操作过程，并简述其相关原理。

五、思考题

1. 在各种形式的容器旋转型混合机中，你认为哪种形式具有最好的混合效率？请说明原因。
2. 药筛有编织筛和冲眼筛两种，它们分别适用于何种场景？说明原因。
3. 为何振荡筛比摇动筛具有更高的分离效率？
4. 哪种粉碎机械被称为"万能粉碎机"，为何有此之称？
5. 在您见到的混合设备中，何种混合设备在具有较小的占地面积的同时，还能具有较高的混合效率？简要说明其混合机制。
6. 在本实验所性展示的设备中，哪些设备可实现传统的挤出制粒法操作？该制粒方法相比其他方法有何特点？
7. 高速剪切制粒法的特点是什么？

（编写老师：凌家俊）

实验十六　药物制剂 GMP 虚拟仿真实训
（虚拟仿真实验）

一、目的要求

1. 掌握《药品生产质量管理规范》（GMP）的概念。
2. 熟悉 GMP 的对于药品生产和质量管理的意义和重要性。
3. 熟悉不同生产岗位的实际操作场景和流程（三维虚拟现实）。
4. 了解 GMP 的具体管理内容（设备、人员、物料等方面）。
5. 了解常用制剂（口服固体制剂、小容量注射剂）的不同生产岗位的生产工艺、操作规程、设备原理及使用方法。

二、实验原理

1. 关于《药品生产质量管理规范》（GMP）

《药品生产质量管理规范》（Good Manufacturing Practice of Medical Products，GMP）是规范药品生产质量管理的重要技术法规和基本准则。GMP 对药物制剂生产的全过程及影响产品质量的诸多环节和因素均进行了技术性的规范，改变了以往仅靠药品最终检验结果作为控制药品质量的做法，是一种全过程、动态的质量管理系统，是保证药品质量和安全的最重要、最可靠的技术规范，也是制药企业取得生产资格的强制和必备条件。GMP 的检查对象包括人、生产环境和制剂生产的全过程，将人为错误减小到最低，防止药品污染和低劣药品的生产。

世界上第一版 GMP 于 1962 年由美国 FDA 颁布实施。世界卫生组织（WHO）于 1969 年公布了自己的 GMP，标志着 GMP 从此走向了世界。我国于 1988 年颁布了自己的 GMP，并于 1992 年作了第一次修订。1999 年，我国修订并颁布了《药品生产质量管理规范（1998 年修订）》，同年 8 月 1 日起全面施行。目前我国已基本实现了 GMP 认证。多年来，我国推行药品 GMP 取得了一定的成绩，不少制药企业（车间）相继通过了药品 GMP 认证和达标，促进了医药行业生产和质量水平的提高。

2. 虚拟仿真软件介绍

药物制剂 GMP 虚拟仿真实训采用南京药育智能科技有限公司的"药学虚拟仿真平台"。该平台内容涵盖了 GMP 标准下的药物颗粒制剂生产、片剂生产、胶囊剂生产、水针剂生产，以及卫生、制水系统、空调空压设备等多个生产环节，实现了三维场景仿真，具有形象生动、操作性强、使用便利等特点。学生可开展自主学习，结合理论课程的学习，将枯燥的文字内容，通过动画、视频、图片、三维实景操作等多种方式，形象化、具体化，是对常规课堂教学的有益补充，能使学生提高学习效率，巩固理论知识，同时能扩展学科视野。

该平台包括了知识库、仿真训练、作业考核及管理模块。本次实训将利用其中两个模块：一是"知识库"模块中有关 GMP 原理的部分内容，二是"仿真训练"模块。

三、实验内容

（一）GMP 基本原理学习

启动"药学虚拟仿真平台"软件，在主界面点击"知识库"进入，点击"药品生产"-"图文讲解"-"知识点"进入学习界面，界面上方的选项卡包括 GMP 知识、自学微课、设备工艺展示、岗位标准操作规程、参考资料，其中"设备工艺展示"部分在前面实验中已有介绍，本次实训将学习以下内容。

1. GMP 知识

GMP 知识部分包括 10 个模块：GMP 简介，厂房、设施与设备，HVAC 系统设计与管理，设备管理，人员管理，物料管理，制药用水，制药企业的文件管理，生产管理，质量控制与保证。

该部分内容主要涉及 GMP 的基本原理，以文字为主（图 2-16-1）。

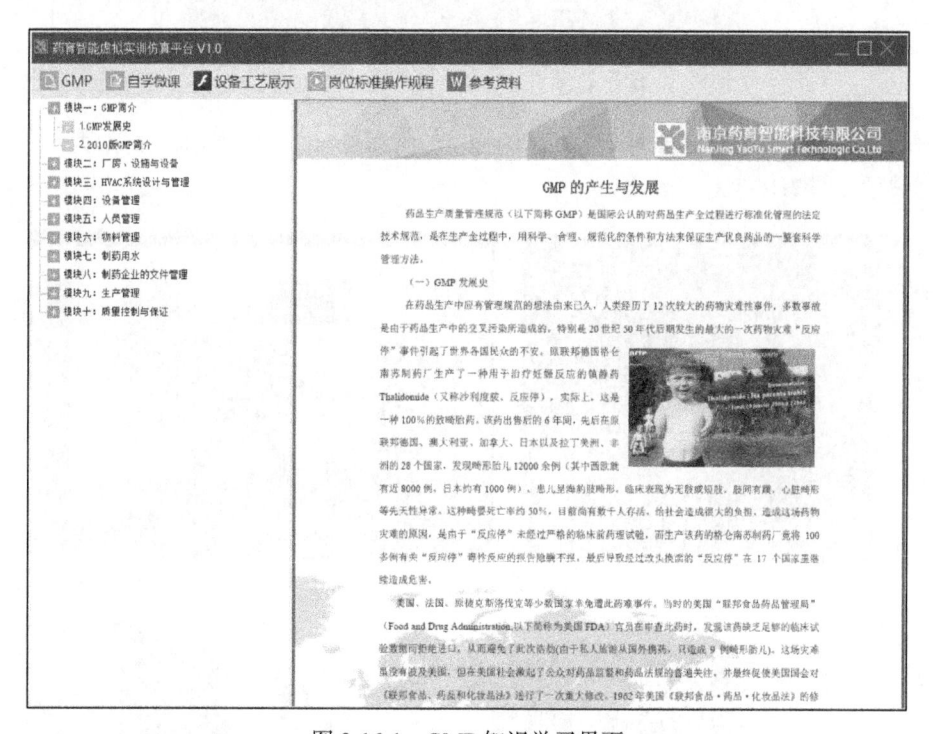

图 2-16-1　GMP 知识学习界面

2. 自学微课

自学微课部分包括口服固体制剂（平面设计图、配料模块、前处理模块、制粒模块、片剂生产、硬胶囊生产、清场模块、包装），小容量注射剂，制药用水系统，空气净化系统。

该部分以 PPT 的形式展示学习内容，其中穿插了图片、视频、动画等多种表现手法。进入学习界面后（图 2-16-2），中间为学习内容主体，左侧为学习模块列表，点击选择相应学习内容，右侧为相关知识点列表，如在对"制软材岗位"进行学习时，右侧会自动显示与制软材相关的知识点内容，点击可以快速跳转到相应知识点。

142 药剂学实验

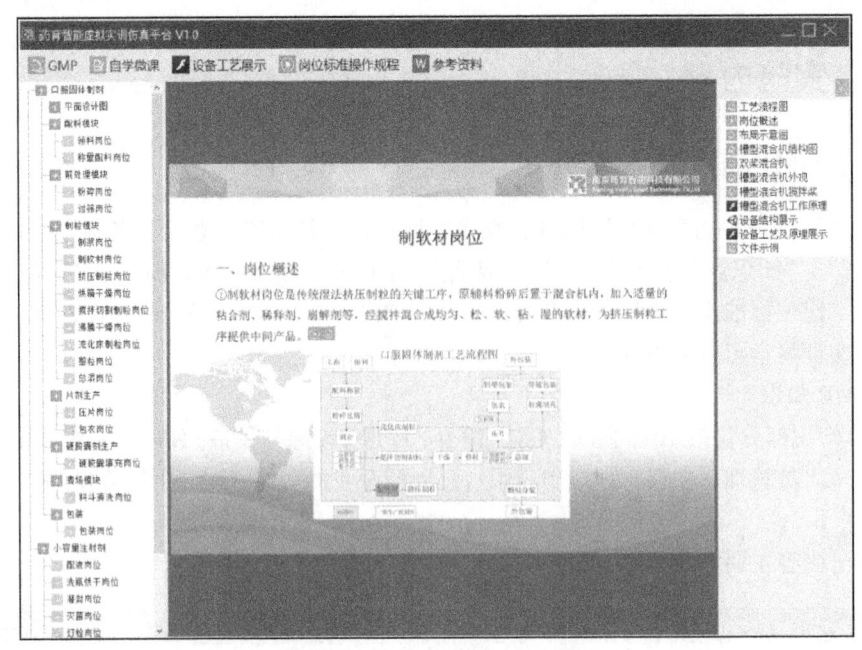

图 2-16-2 "自学微课"学习界面

自学微课中对于重要的常用设备，以图片、动画和视频的形式展示机械原理，如压片机的原理展示（图 2-16-3）。

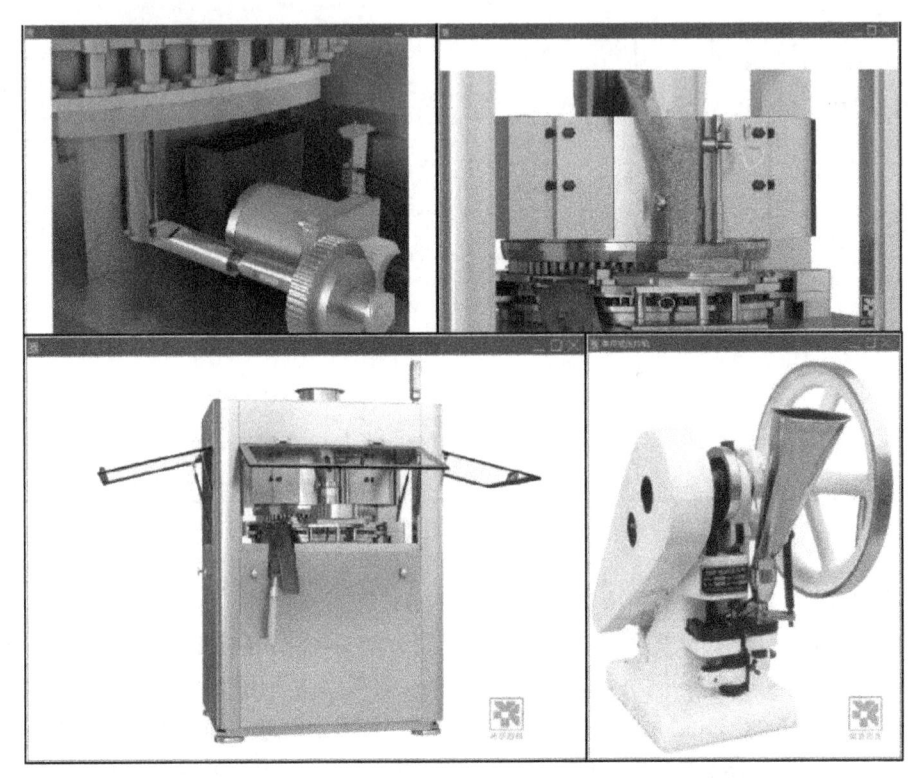

图 2-16-3 "自学微课"中对压片机原理的多种展示形式

左上：片重调节器原理（动画）；右上：下料装置原理（动画）；左下：压片室结构原理（动画）；右下：单冲压片机结构（图片）

3. 岗位标准操作规程

岗位标准操作规程包括生产前环境检查，领料岗位，称量配料岗位，粉碎岗位，混合岗位，制浆岗位，制软材岗位，挤压制粒岗位，搅拌切割制粒岗位，流化床制粒岗位，烘箱干燥岗位，沸腾干燥岗位，整粒岗位，总混岗位，压片岗位，包衣岗位，硬胶囊填充岗位，内包装岗位，中间站。

该部分以视频的形式展示不同岗位的设备原理及操作规程（图 2-16-4）。

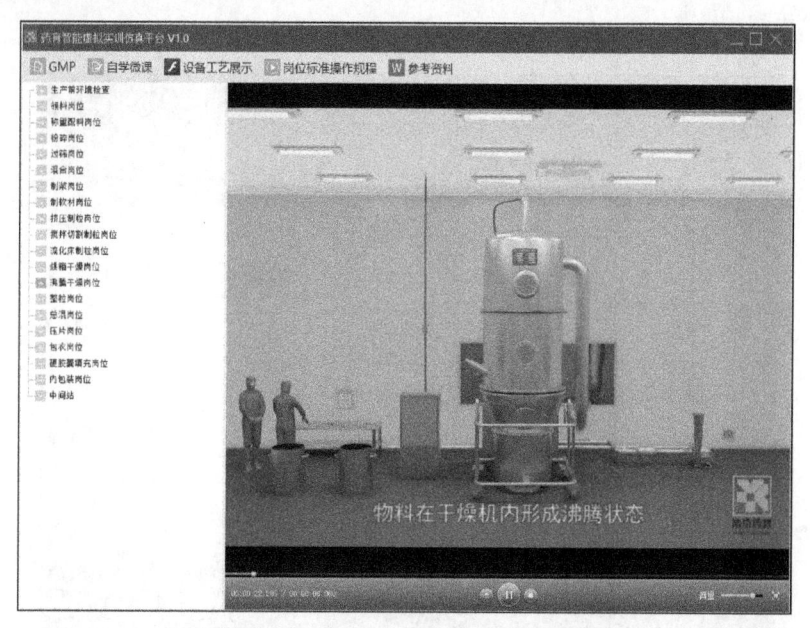

图 2-16-4 "岗位标准操作规程"学习界面

4. 参考资料

参考资料部分主要包括企业 GMP 管理各种相关文件，如人员与机构、厂本部、生产管理、管理标准（SMP）、厂房与设施等（图 2-16-5）。

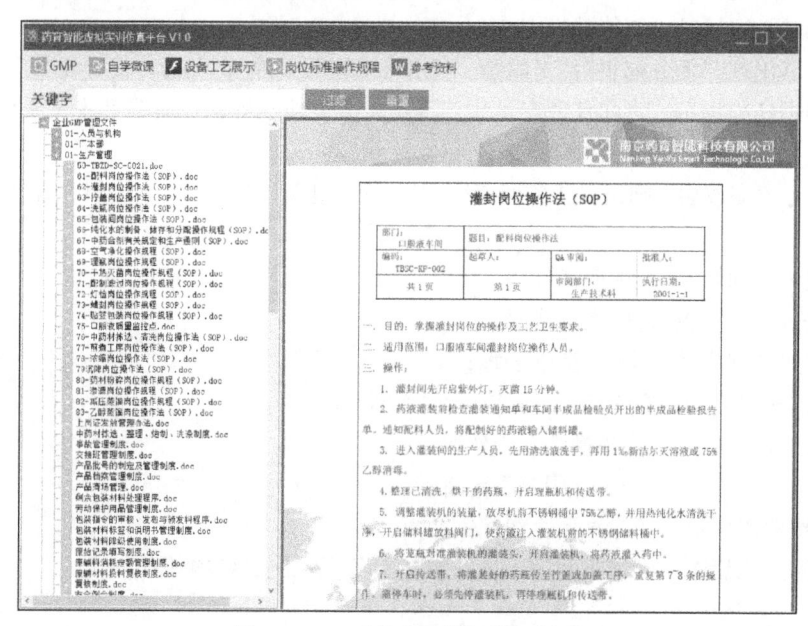

图 2-16-5 "参考资料"学习界面

（二）岗位操作虚拟仿真训练

启动"药学虚拟仿真平台"软件，在主界面点击"仿真训练"进入岗位操作虚拟仿真实训（图 2-16-6）。实训内容模块包括固体制剂、小容量注射剂、制药用水系统、空气净化系统等。下面以固体制剂中的"压片岗位"为例，说明虚拟仿真实训的操作方法，其他仿真训练操作大同小异。

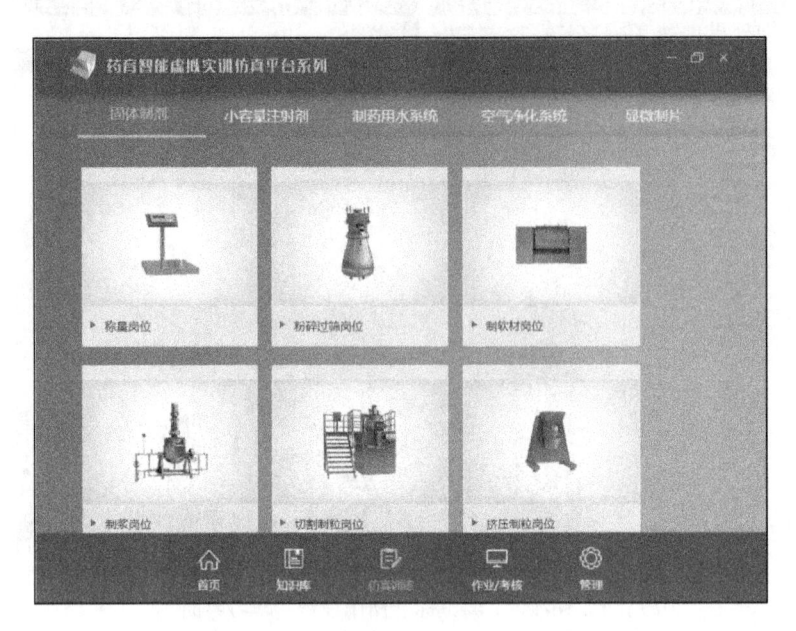

图 2-16-6 "仿真训练"内容选择界面

举例："压片岗位"虚拟仿真训练操作步骤（图 2-16-7、图 2-16-8）。
（1）在内容选择界面的"固体制剂"项下，找到"压片岗位"，点击进入；
（2）加载学习场景，等待载入完成；
（3）屏幕出现"任务列表"，当前为"任务 1：领取文件"，点击"接受任务"；
（4）根据任务提示，走向任务点（注意观察右上方地图提示，地图可放大缩小显示）；
（5）按提示完成文件阅读并签名；
（6）任务 1 完成后，弹出"任务列表"，当前任务变为"任务 2：生产前检查"，点击"接受任务"；
（7）进入"换鞋室"，更换拖鞋；
（8）进入"男一更"，更换工作服；
（9）进入"洗手消毒室"，洗手消毒；
（10）进入"男洗手换鞋室"，换洁净鞋，洗手消毒；
（11）进入"男二室"，更换洁净工作服；
（12）进入"气闸"，经过气闸进入走廊；
（13）按地图提示，经走廊到生产车间；
（14）到达压片岗位生产车间后，依次按左上角提示完成各项任务。

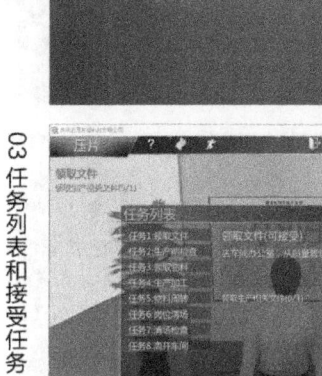

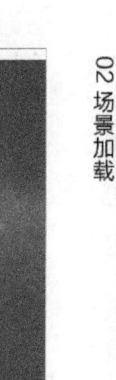

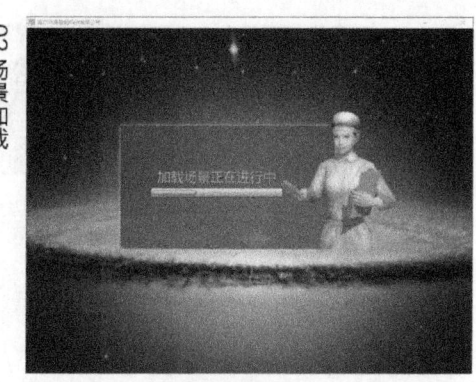

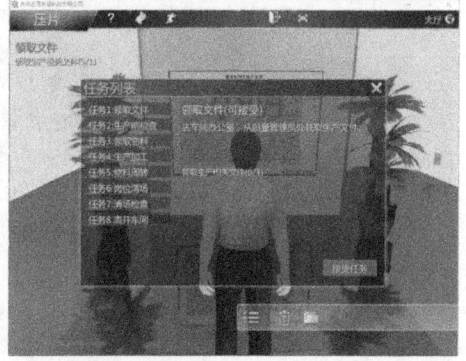

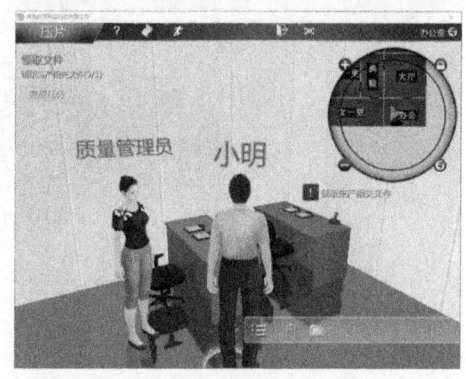

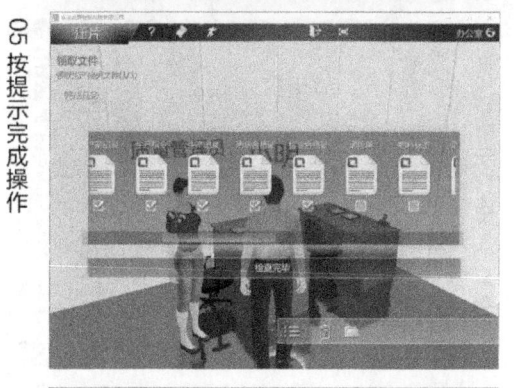

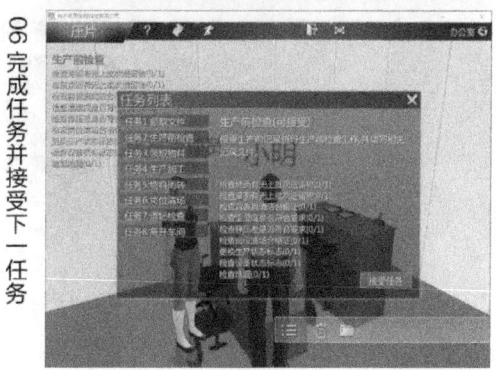

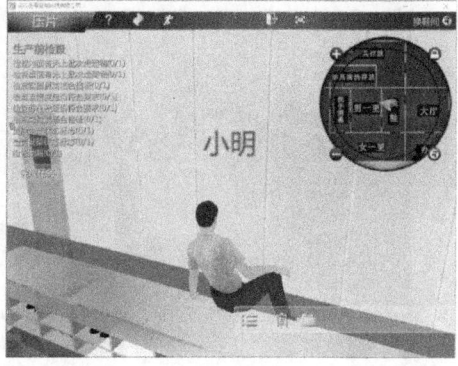

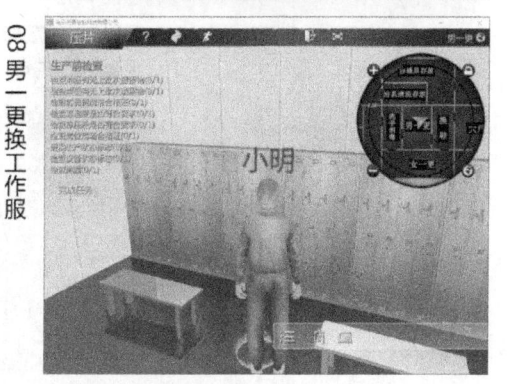

图 2-16-7 "压片岗位"虚拟仿真实景训练（1）

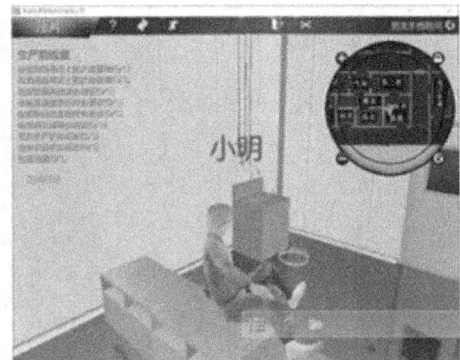

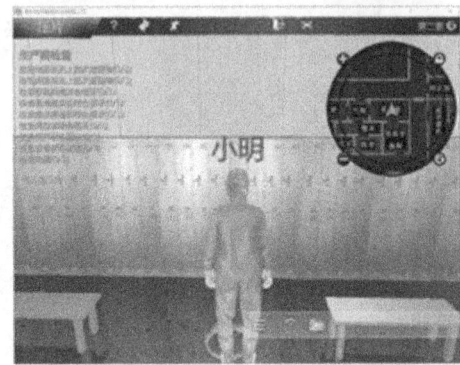

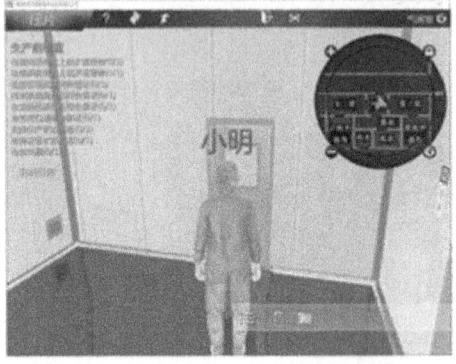

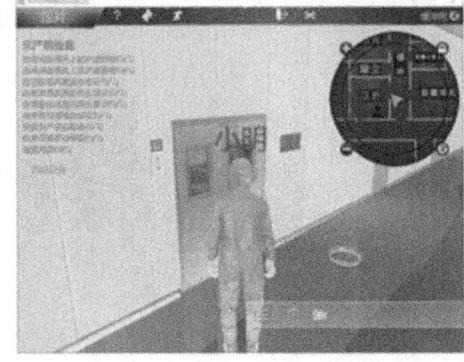

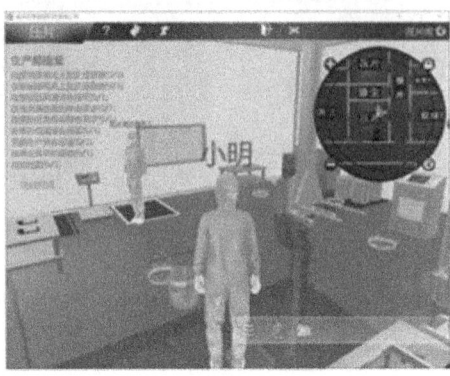

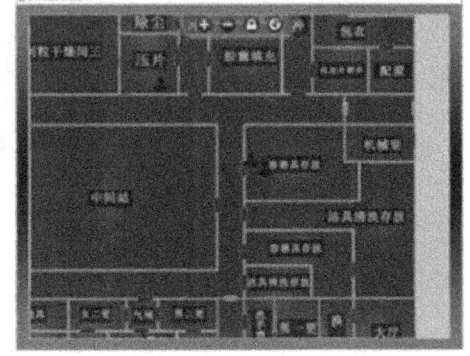

图 2-16-8 "压片岗位"虚拟仿真实景训练（2）

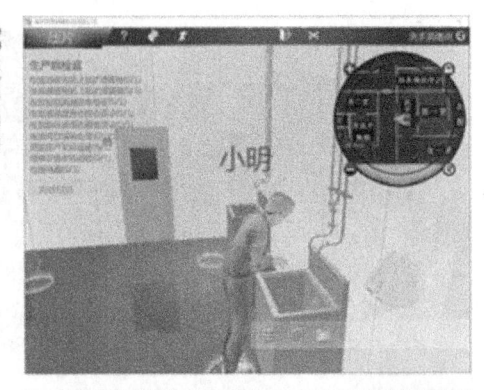

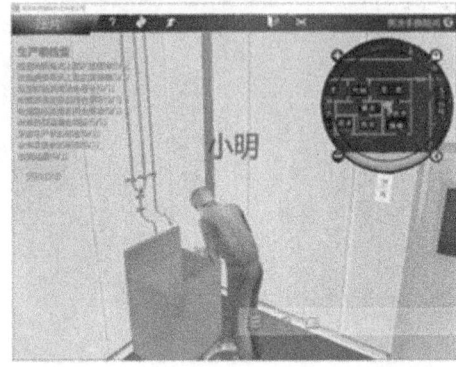

（三）作业与考核

药学虚拟仿真平台提供了"作业/考核模块"，是进行虚拟仿真实训教学质量评估的重要工具（图 2-16-9）。该模块具有严格的权限机制，老师可以在网络环境下，布置作业和设置考题，从仿真场景、仿真岗位中选择试题并组卷，检验学生在实训期间的学习效果。老师可通过"管理模块"导出学生得分并分析试卷。

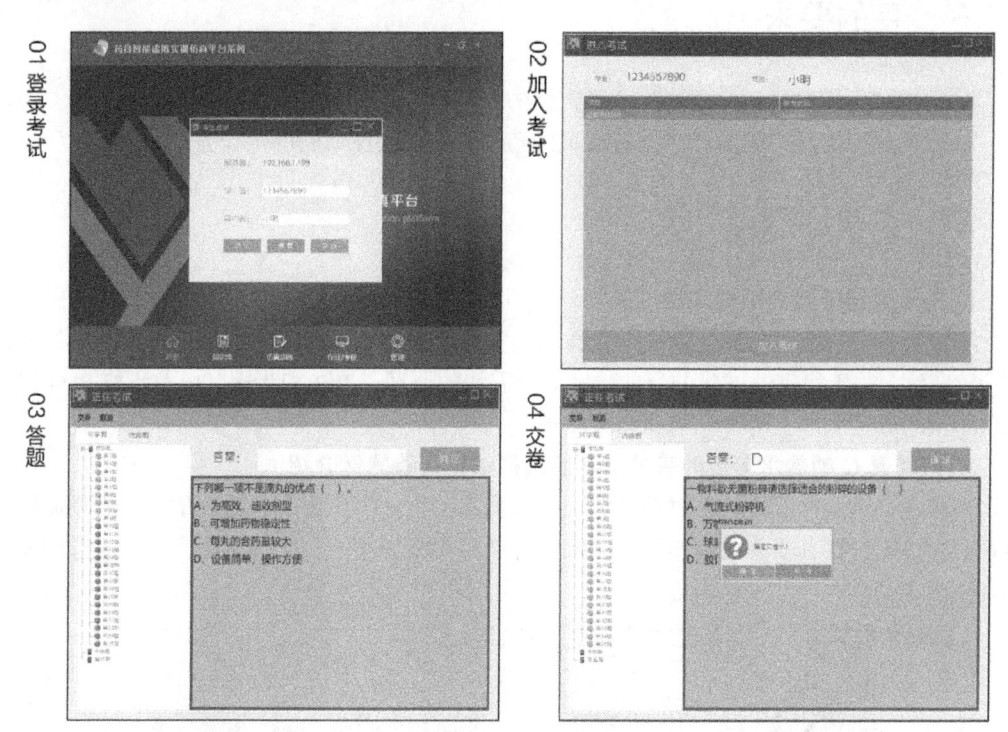

图 2-16-9 作业/考核模块

四、思考题

1. 什么是 GMP？它是如何产生和发展的？
2. GMP 对药物制剂的生产有何意义？

（编写老师：凌家俊）

实验十七　青霉素 G 钠盐水溶液的有效期测定虚拟仿真实验

（虚拟仿真实验）

一、目的要求

1. 掌握利用经典恒温法预测药剂稳定性的原理。
2. 利用虚拟仿真实验场景，预习或巩固药物制剂稳定性试验的操作方法。

二、实验原理

1. 关于青霉素粉针剂稳定性试验

本次实验采用虚拟仿真实景操作代替真实实验过程，内容与"实验十二 药物制剂稳定性试验"一致，关于稳定性试验的目的，经典恒温法的原理、方法和步骤，以及青霉素 G 钠盐剩余药量的测定原理，请参见前面相关叙述。

2. 青霉素 G 钠盐水溶液的有效期测定虚拟仿真实验软件介绍

青霉素 G 钠盐水溶液的有效期测定虚拟仿真实验软件由广州中医药大学药剂学教研室与南京药育智能科技有限公司合作开发。该软件中的实验场景，是对真实的实验室场景的完全再现（图 2-17-1）。

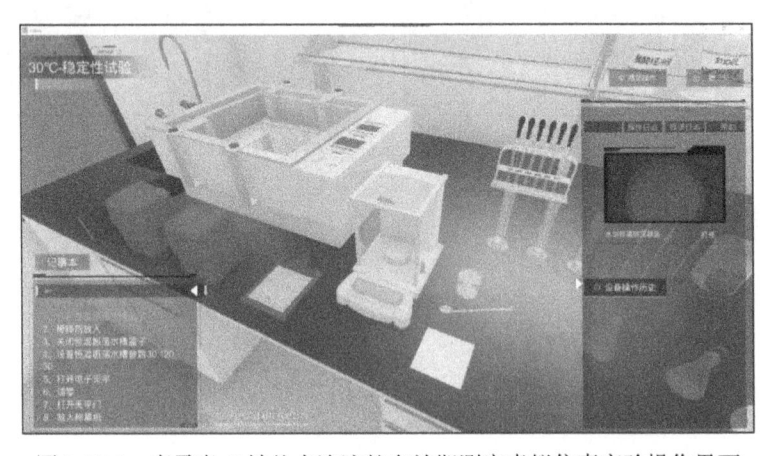

图 2-17-1　青霉素 G 钠盐水溶液的有效期测定虚拟仿真实验操作界面

软件的主界面为实验台，台面上放置了实验所需的振荡恒温水浴箱、电子分析天平、滴管、移液管、滴定管、铁架台、锥形瓶、烧杯、量筒、暗箱等设备，后方的试剂架上有实验所需的乙酸缓冲液、NaOH 溶液、HCl 溶液、碘液、硫代硫酸钠、淀粉指示剂等试剂。

软件界面左下方为记事本，显示了整个实验过程的操作提示（未完成的操作显示为白色字体，已完成的操作显示为绿色字体），学生按照提示逐步进行操作即可。

软件界面右方为"操作日志"、"错误日志"和"帮助"，当鼠标点击不同设备时，右方显示不同的提示，软件还提供了"操作历史"，可以根据需要恢复前面的实验操作。

（三）作业与考核

药学虚拟仿真平台提供了"作业/考核模块"，是进行虚拟仿真实训教学质量评估的重要工具（图 2-16-9）。该模块具有严格的权限机制，老师可以在网络环境下，布置作业和设置考题，从仿真场景、仿真岗位中选择试题并组卷，检验学生在实训期间的学习效果。老师可通过"管理模块"导出学生得分并分析试卷。

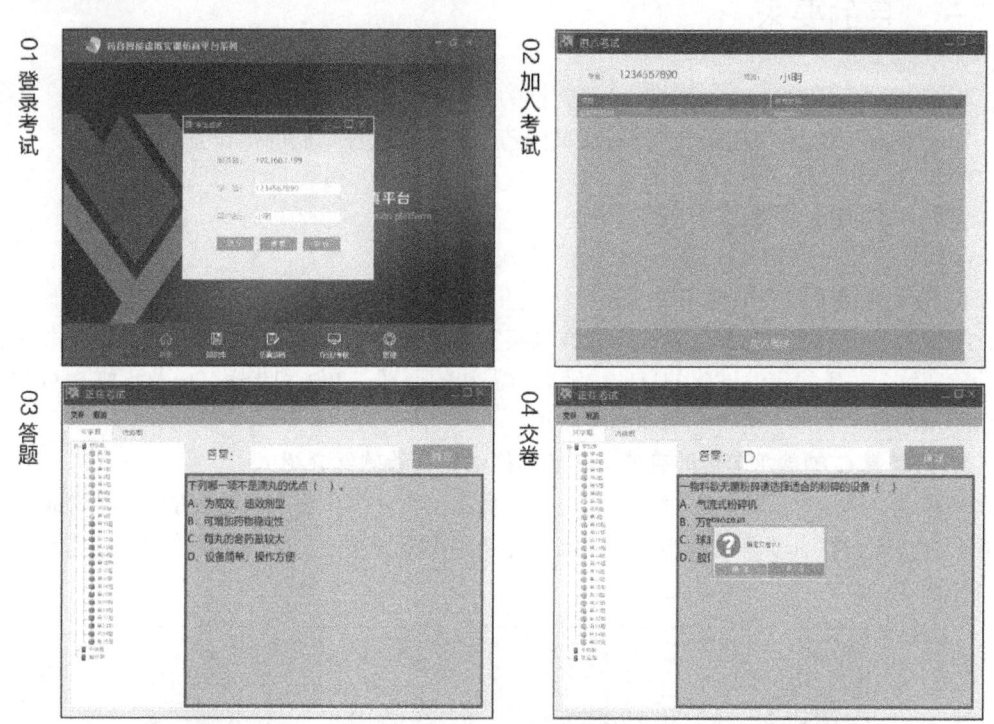

图 2-16-9 作业/考核模块

四、思考题

1. 什么是 GMP？它是如何产生和发展的？
2. GMP 对药物制剂的生产有何意义？

（编写老师：凌家俊）

实验十七 青霉素 G 钠盐水溶液的有效期测定虚拟仿真实验

（虚拟仿真实验）

一、目的要求

1. 掌握利用经典恒温法预测药剂稳定性的原理。
2. 利用虚拟仿真实验场景，预习或巩固药物制剂稳定性试验的操作方法。

二、实验原理

1. 关于青霉素粉针剂稳定性试验

本次实验采用虚拟仿真实景操作代替真实实验过程，内容与"实验十二 药物制剂稳定性试验"一致，关于稳定性试验的目的，经典恒温法的原理、方法和步骤，以及青霉素 G 钠盐剩余药量的测定原理，请参见前面相关叙述。

2. 青霉素 G 钠盐水溶液的有效期测定虚拟仿真实验软件介绍

青霉素 G 钠盐水溶液的有效期测定虚拟仿真实验软件由广州中医药大学药剂学教研室与南京药育智能科技有限公司合作开发。该软件中的实验场景，是对真实的实验室场景的完全再现（图 2-17-1）。

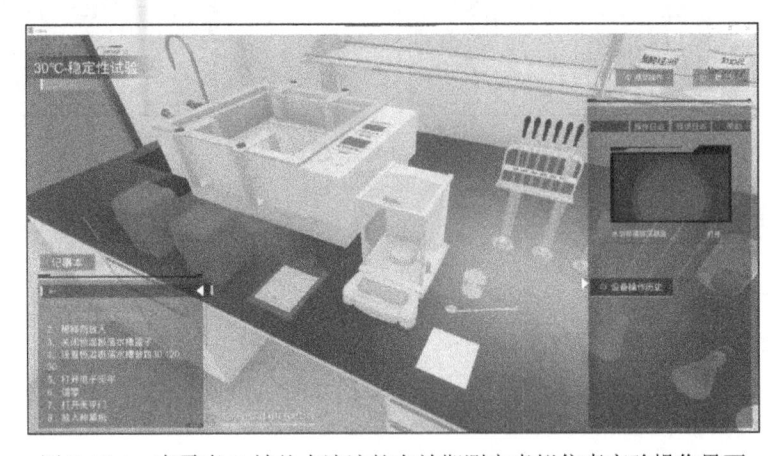

图 2-17-1 青霉素 G 钠盐水溶液的有效期测定虚拟仿真实验操作界面

软件的主界面为实验台，台面上放置了实验所需的振荡恒温水浴箱、电子分析天平、滴管、移液管、滴定管、铁架台、锥形瓶、烧杯、量筒、暗箱等设备，后方的试剂架上有实验所需的乙酸缓冲液、NaOH 溶液、HCl 溶液、碘液、硫代硫酸钠、淀粉指示剂等试剂。

软件界面左下方为记事本，显示了整个实验过程的操作提示（未完成的操作显示为白色字体，已完成的操作显示为绿色字体），学生按照提示逐步进行操作即可。

软件界面右方为"操作日志"、"错误日志"和"帮助"，当鼠标点击不同设备时，右方显示不同的提示，软件还提供了"操作历史"，可以根据需要恢复前面的实验操作。

三、实验内容

（一）软件启动和操作方法

点击桌面图标启动软件，弹出实验选择界面（图 2-17-2）。在"青霉素 G 钠盐水溶液的有效期测定"实验项下，出现 3 个可选内容：30 度仿真、35 度仿真、40 度仿真。

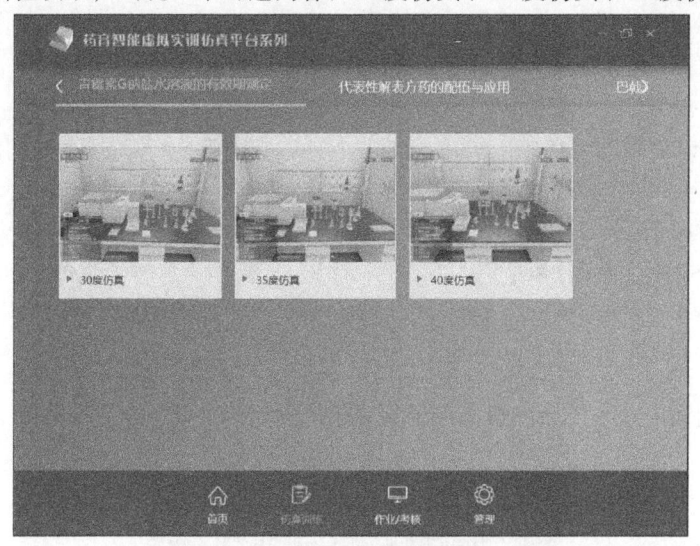

图 2-17-2 "青霉素 G 钠盐水溶液的有效期测定"虚拟仿真软件启动界面

根据经典恒温法原理，需要在较高的温度下对降解反应进行加速试验，本实验设定的温度值为 30℃、35℃和 40℃，分别测定在这些温度下的降解反应速度常数，然后利用阿伦尼乌斯方程进行拟合，从而求得常温下的降解反应速度常数。

点击其中一项，即可进行相应温度下的虚拟仿真实验操作。点选后，出现操作提示（图 2-17-3），用键盘上的方向键或"W、A、S、D"键控制角色移动，用鼠标右键控制视角旋转，用鼠标滚轮控制界面缩放。

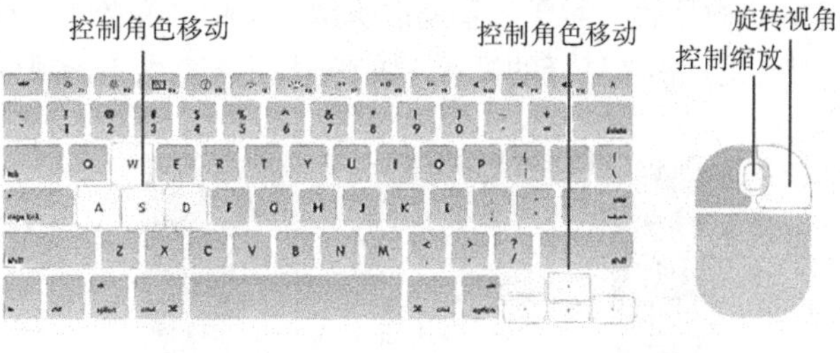

图 2-17-3 操作方法提示

（二）实验步骤

下面以 30℃稳定性试验操作为例，说明实验操作步骤，其他温度下操作步骤相似。

1. 打开恒温振荡水槽盖子
2. 稀释剂放入
3. 关闭恒温振荡水槽盖子
4. 设置恒温振荡参数 30、120、30
5. 打开电子天平
6. 调零
7. 打开天平门
8. 放入称量纸

9.	关闭天平门	23.	碘量瓶 B 加入 5mL NaOH 溶液
10.	调零	24.	碘量瓶 B 放入暗处反应 15min
11.	药匙取药	25.	碘量瓶 B 加入 5mL HCl 溶液
12.	称取适量青霉素 G 钠盐粉末	26.	碘量瓶 B 加入 10mL 乙酸缓冲液
13.	药物放入容量瓶	27.	碘量瓶 B 精密加入 10mL 碘液
14.	量筒量取适量稀释剂	28.	碘量瓶 B 放入暗处静置 15min
15.	倒入容量瓶	29.	酸式滴定管倒入硫代硫酸钠
16.	胶头滴管定容	30.	碘量瓶 A 开始滴定至淡黄色
17.	移液管移取 5mL 溶液至碘量瓶 A	31.	碘量瓶 A 加入淀粉指示剂
18.	移液管移取 5mL 溶液至碘量瓶 B	32.	碘量瓶 A 继续滴定至终点
19.	容量瓶放进恒温振荡器并设置参数 30,120,240	33.	碘量瓶 B 开始滴定至淡黄色
20.	碘量瓶 A 加入 10mL 乙酸缓冲液	34.	碘量瓶 B 加入淀粉指示剂
21.	碘量瓶 A 精密加入 10mL 碘液	35.	碘量瓶 B 继续滴定至终点
22.	碘量瓶 A 放入暗处静置 15min		

操作完成提交后，系统会根据操作者的完成情况，给予打分并评价（图 2-17-4）。

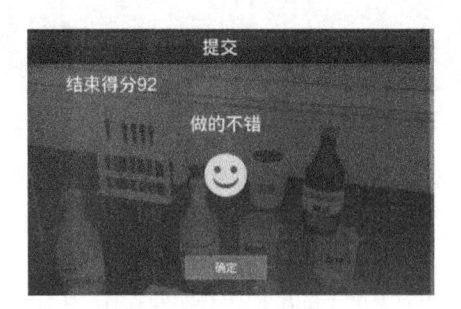

图 2-17-4　提交后评分

操作说明：
1. 利用鼠标左键拖动物品后，需要放置到准确位置（物品变蓝）才能完成相应操作。
2. 实验过程中有时会出现需要选择的提示，如"选择定容时的正确观察方式"（图 2-17-5）。

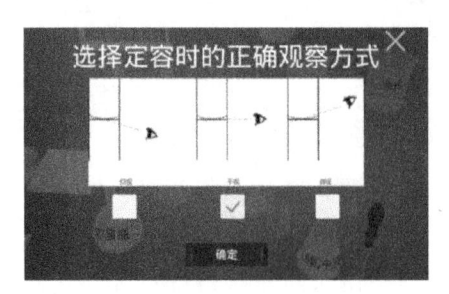

图 2-17-5　定容时选择正确的观察方式

3. 实验过程中有时需要利用鼠标点击来准确控制操作的时间点，如"容量瓶的定容"操作（图 2-17-6），"移液管的取液"操作（图 2-17-7）。

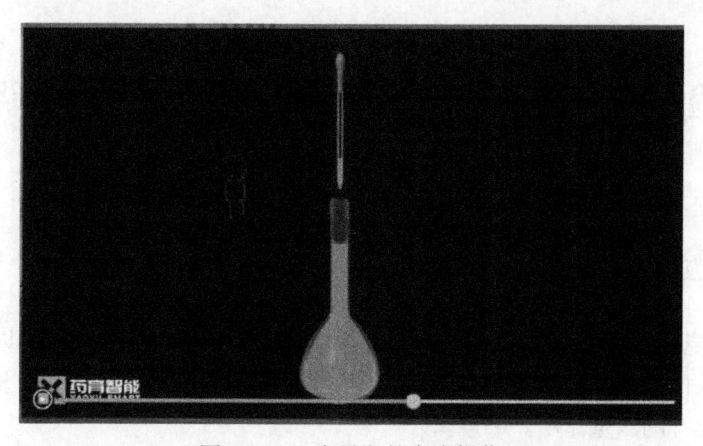

图 2-17-6　容量瓶的定容操作

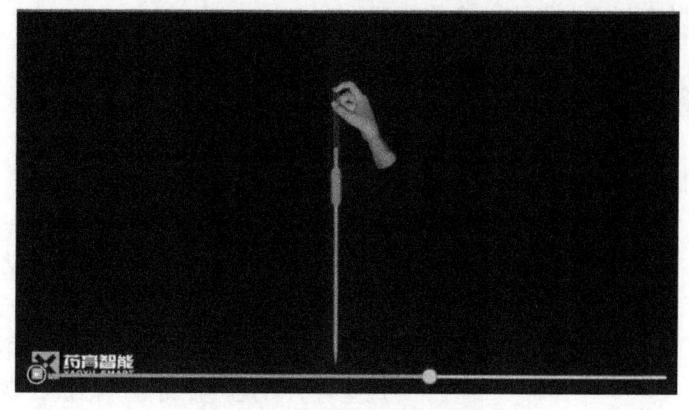

图 2-17-7　移液管的取液操作

四、思考题

1. 稳定性试验的目的是什么？
2. 本实验为何要设定 3 个不同温度值？
3. 本实验为何要采用青霉素 G 钠盐的"水溶液"进行测定？它能真实反映粉针剂的稳定性吗？

（编写老师：凌家俊）

实验十八　羟基喜树碱热敏脂质体的制备及评价

（创新性实验）

一、实验目的

将羟基喜树碱（HCPT）制备成具有温度敏感特性的热敏脂质体制剂，以便在肿瘤治疗中结合热疗方法[如高强度聚焦超声（HIFU）]，达到局部温控释药的目的，从而实现肿瘤热疗及定位释药化疗的双重作用。

学生通过本实验，掌握科研创新研究的思路和方法，熟悉科研课题设计、申报、实施一般流程，为将来从事药剂学相关科学研究打下基础。

二、实验原理

1. 羟基喜树碱及其在肿瘤治疗中的应用

羟基喜树碱（HCPT）是我国特有植物喜树中提取的一种天然生物碱，呈黄色粉末或结晶性粉末，分子结构式为 $C_{20}H_{16}N_2O_5$（图2-18-1），分子量为364.37，不溶于水，微溶于甲醇和无水乙醇，易溶于稀碱溶液。

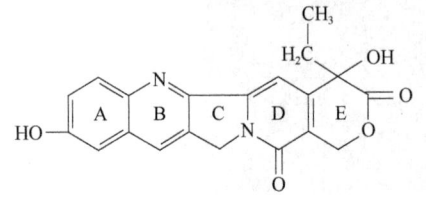

图 2-18-1　羟基喜树碱结构式

羟基喜树碱是一种新型广谱抗肿瘤中药成分，在体内外对多种癌细胞均具有良好的抑制与杀灭作用。赖日勇等研究显示浓度 400μg/ml 的 HCPT 对胰腺癌细胞 PANC-1 的生长抑制率高达 89%，提示 HCPT 对人胰腺癌细胞具有抑制作用。HCPT 作为临床抗肿瘤药单用或联合其他化疗药物用于原发性肝癌、胃癌、胰腺癌等恶性肿瘤的治疗。

羟基喜树碱是选择性 DNA 拓扑异构酶 I 抑制剂，能够与拓扑异构酶 I 及有切口的 DNA 结合形成稳定的复合物，从而阻断 DNA 单链切口的再连接，导致 DNA 复制的停滞，这种独特的细胞周期特异性作用机制使其具有广泛的抗肿瘤作用，且和常规抗肿瘤药物无明显交叉耐药。不良反应及毒副作用小，患者耐受性好。

HCPT 在体内呈二室模型，$t_{1/2}$ 为 $0.0523 \sim 0.613h$，其化学结构中，E 环上的 α-羟基内酯环是发挥活性的必需基团。内酯环对 pH 敏感，在不同的 pH 下易发生可逆性的开环和闭环（图 2-18-2）。

羟基喜树碱特殊的理化性质：不溶于水、内酯环结构不稳定等因素限制了其在临床上的应用。目前临床上所使用的 HCPT 为粉针剂及注射液，溶解性和稳定性得到解决，但抗癌活性基团 α-羟基内酯被打开，后者表现出极低的抗拓扑异构酶 I 活性，同时代谢快，毒副作用增加。有研

图 2-18-2　羟基喜树碱在不同 pH 条件下发生结构变化

究报道羟基喜树碱注射液给药后在血浆中仅有 10%以闭环形式存在,血浆蛋白结合率高达 65%～99%。如何进一步提高闭环率及靶向性,增强 HCPT 对癌细胞的杀伤力,是目前研究的热点。

2. 热敏脂质体及其在肿瘤靶向治疗中的应用价值

热敏脂质体即温度敏感脂质体(thermo-sensitive liposome,TSL),属第三代新型主动靶向脂质体,是在常规脂质体的基础上,在脂质体膜中加入热敏材料(液晶转变温度稍高于生理温度的磷脂材料),当肿瘤局部加热到某个特定温度(相变温度)时,脂质双分子层的磷脂由凝胶态转变为液晶态,这种结构的变化导致脂质体膜的通透性增加,从而在加热部位(靶器官)释放出所携带的化疗药物,实现化疗药物的靶向释放,提高肿瘤部位药物浓度,靶向杀灭肿瘤细胞,减少全身化疗药物用量,降低毒副作用。

3. 关于肿瘤治疗方法中的"热疗"法及其与热敏脂质体技术相结合的设想

在肿瘤的临治疗中,除了外科切除、放射治疗(放疗)、化学药物治疗(化疗)等方法之外,热疗也是一种常见的方法,如 HIFU 的应用。但是,在临床实际应用中,常规热疗方法缺乏肿瘤部位精确定位加热的特性,尤其是对于组织深部的肿瘤难以达到所需的温度要求而难以实现有效的杀伤作用。热敏脂质体具有在特定温度下释放药物的特性,恰好可以利用肿瘤热疗过程中的致热效应实现药物在肿瘤局部的定位释放,这种热疗与肿瘤定位化疗相结合的治疗模式,将进一步丰富肿瘤的治疗手段,具有很大的应用价值。此外,脂质体本身对肿瘤细胞组织具有一定的被动靶向能力,如果结合一些主动靶向技术,如磁导向技术,则更能增强脂质体的肿瘤靶向能力。

三、实验研究思路提示

本实验研究所实现的热疗与定位化疗相结合治疗模式的思路,将按以下过程进行:①利用 HCPT 作为肿瘤治疗药物,以热敏脂质体为载体,将其制备成 HCPT 热敏脂质体;②将 HCPT 热敏脂质体通过合适的给药途径进行给药;③HCPT 热敏脂质与肿瘤组织细胞实现特异性结合(被动或主动靶向);④热疗法在实现自身对肿瘤组织细胞杀伤作用的同时,也利用热效应实现 HCPT 热敏脂质体中药物的释放,释出游离 HCPT;⑤游离 HCPT 对肿瘤细胞实现杀伤作用(图 2-18-3)。

同学们在实验总体框架设计中,建议包括以下部分。

1. HCPT 热敏脂质体的制备(材料的选择、方法的选择)。
2. HCPT 热敏脂质体的性质测定(包封率、热敏性、载药量、稳定性、粒径、形态学观察等)。
3. 肿瘤热疗技术与 HCPT 热敏脂质体联合抗肿瘤作用的体外研究。
4. 肿瘤热疗技术与 HCPT 热敏脂质体联合抗肿瘤作用的体内研究。

四、实验要求

1. 本实验为创新性实验,实验的重点在于研究思路的创新与设计,所设计的实验内容不需要全部在真实实验室中操作完成,但所设计的内容必须具有合理性、可行性和创新性。

2. 学生在实验设计过程中,应充分查阅文献,根据前面的"实验目的"和"基本原理"部分的有关提示,设计出实验研究的详细方案,撰写可行性研究报告,报告的格式可参阅国

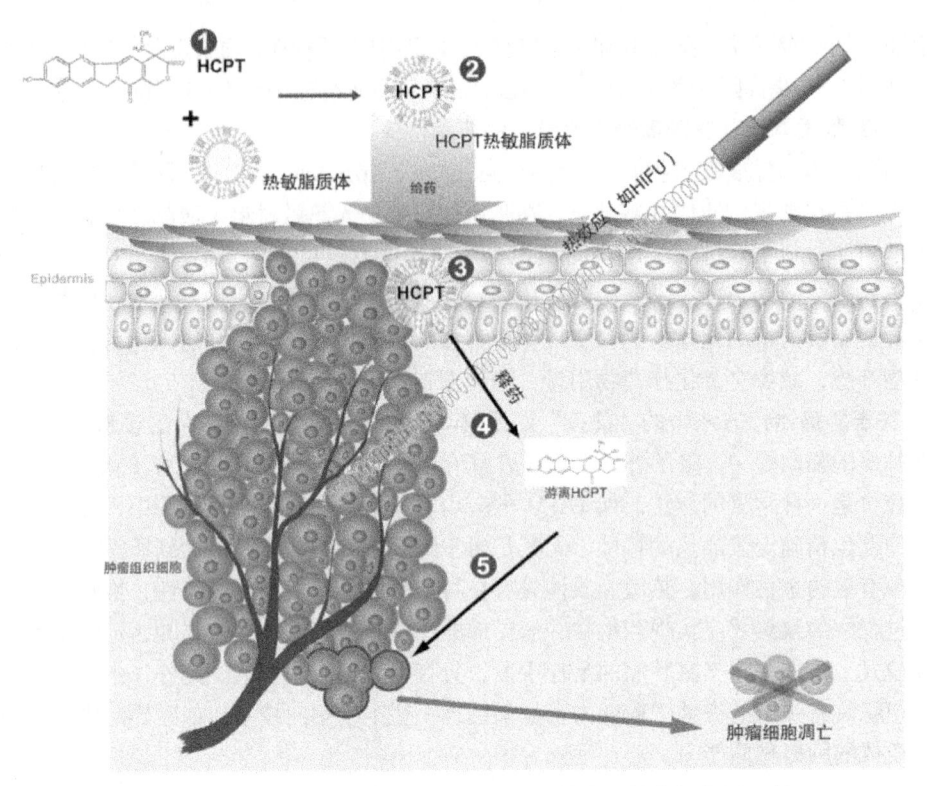

图 2-18-3　HCPT 热敏脂质体与肿瘤热疗技术相结合的作用机制

家自然科学基金（立项依据与研究内容部分）的基本格式。其中研究方案部分不仅要有体现研究思路的流程图，还应对其中的实验方法和过程作详细叙述，以便依据所述实验方法开展实验。

3. 在完成实验设计的基础上，与实验指导老师展开讨论，根据实验室已有条件，组织开展其中部分实验内容。

五、实验结果与讨论

1. 参照科学研究标书的要求和格式，撰写可行性研究报告，要求包括立项依据，研究内容，研究目标，拟解决的关键科学问题，拟采取的研究方案及可行性分析，项目的特色与创新之处，研究计划及预期研究结果等。

2. 对实验设计中进行真实实验研究的部分，详细记录其中数据并进行分析，撰写实验报告。

3. 对所设计的研究方案及实验进行演讲汇报，由指导老师对实验进行综合评定和打分。

（编写老师：谢　波）